Carl-Gerhard Gottfries

Sven-Olof Olsson

EMOTIK

Emotionellt lärande i skolan

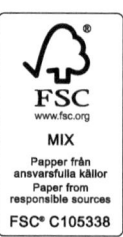

Förlag: BoD - Books on Demand, Stockholm, Sverige
Tryck: BoD - Books on Demand, Norderstedt, Tyskland
ISBN: 978-91-7699-471-9

Innehåll

Förord 8

Inledning 11

DEL I

Hjärnans evolution och utveckling

Hjärnans utveckling 12

Utnyttjande av hjärnans kapacitet 16

Barnhjärnans utveckling och epigenetik 18

Tonårshjärnan 24

Neuropsykiska funktioner 29

Hjärnans differentiering 30

        Sensoriska funktioner 31

        Psykomotoriska funktioner 34

        Intellektuella funktioner 34

        Emotionella funktioner 35

Ojämnt utnyttjande av människans mentala funktioner 36

Intellektets diktatur 37

DEL II

Intellektuell och emotionell kapacitet

Intellektuell kapacitet …….. ………………………….............….. 38

Sjöbrings personlighetsvariabler.…………………….............….. 39

Emotionell kapacitet …………………….……............…….…..41

Känslors indelning …….................……………………...........…45

Känslors ändamål ………………….……………….............…..56

Den emotionella kapacitetens fördelning i en normalbefolkning.57

    Emotionellt förståndshandikapp ……...........………….…..59

    Emotionellt superkapabla …………………………….…..62

Emotionellt medvetande ………………………………...........…63

Vilka delar av hjärnan styr våra känslor ………………………..65

Pannlobernas betydelse för känslor ………………………….....68

Forskning kring emotionella funktioner …………………........71

Marsmallow-testet och begreppet Grit …………………………..75

Samspel mella intellektuell och emotionell kapacitet..……..........80

DEL III

Emotionell kunskapsinhämtning

Emotionell kunskap ………………………………….............… 84

Emotionell utbildning ………………………………..............… 87

Föräldrars uppfostran av barn…………….…….............…….. 88

Undervisning i emotionell förmåga …………….…...........…… 89

Individens egen erfarenhet (trial and error) ……...............…....90

Koncentrationsproblem, digitala medier.….................…..........91

Anknytning barnets viktigaste emotionella behov …………….94

DEL IV
Undervisning i emotionell kapacitet

Hur ser undervisningen ut i dagens skola 98

Hur kan undervisning i emotik se ut i framtidens skola 99

Känslor, emotioner och deras ändamål 100

Empati 102

Det emotionella språket 104

Kontroll av känslor 106

Känslor kopplade till händelser 107

Utlevelse av känslor 108

Sex och samlevnad 108

Etik och moral 109

Emotik och religion 110

Emotionell utbildning, praktiska erfarenheter 111

Risker med emotionell undervisning 120

Allmänna synpunkter på undervisning i emotionell
kunskap 120

Samhällets attityd 122

Slutkommentarer 123

Referenser 124

Författarinformation 130

Appendix

Lektionsförslag till ämnet Emotik 134

Förord

Författarna är styrelsemedlemmar i "Forum för tillämpad neurovetenskap" (www.neuroforum.se) ett forum som finns i Göteborg. Ämnet "Kreativitet, lärande och känslor - i växelverkan för en hjärnsmart skola" har varit föremål för diskussion. Dessa diskussioner har lett till denna boks tillkomst.

Vi har funnit det förvånansvärt att inte intellektuellt tänkande hålls isär från emotionellt kännande. Intellektuellt tänkande kan definieras som att på ett sakligt sätt analysera de stimuli som registreras. Stimuli jämförs med tidigare stimuli som finns lagrade i en minnesbank som bygger på logiska system. Tidigare erfarenhet ges därigenom möjlighet att påverka individens svar på stimuli. Med psykologiska test kan en individs förmåga till memorering och logisk analys mätas, och denna förmåga kallas intellektuell kapacitet eller intelligenskvot (IQ).

Då en människa stimuleras inte bara tänker hon utan hon upplever också känslor. Med känsla, emotion, avses här en förnimmelse av lust eller olust, som medvetandegörs i situationen och som individen ger uttryck åt bl.a. i mimik och vegetativa reaktioner. Känslor finns lagrade i specifika minnesområden. De i situationen väckta känslorna jämförs med känslor som finns i denna minnesbank. Det som vi kallar emotionell kapacitet är förmågan att reagera känslomässigt rationellt enligt tidigare gjord emotionell erfarenhet. Med vår *intelligens tolkar* vi logiskt det som händer och med våra *känslor värderar* vi det som händer efter skalan lust-olust. Huvudprincipen är att olust betyder fara eller att man skall undvika beteendet, medan lust betyder välbefinnande och att beteendet kan upprepas.

I stort skiljer vi mellan ett symbolspråk (verbalt språk) och ett kroppsspråk. Känslor kommuniceras i första hand med kroppsspråket. Det emotionella språket uppfattas ibland som parakommunikativt, dvs. det ligger vid sidan om det verbala (talade) språket. Det emotionella språket är dock det genuina medan symbolspråket tillkommit senare i människans utveckling. Det är viktigt att hålla isär kroppsspråk och symbolspråk och att de inte alltid stämmer överens. Vårt, ur utvecklingssynpunkt tämligen unga

8

symbolspråk, har ägnats stort intresse. I skolan ägnas mycket tid åt undervisning i svenska och andra språk. Undervisning i det emotionella språket saknas dessvärre på schemat trots att det utgör sjuttio procent av kommunikationen människor emellan!

Vår hjärnas sätt att arbeta har jämförts med en persondators. Man kan anta att hjärnan liksom datorn har en hårddisk vilken motsvarar arvet. För att en dator skall kunna utnyttjas optimalt är det viktigt att hårddisken programmeras med ändamålsenlig mjukvara. Hjärnan får sin mjukvara från omgivningen genom uppfostran, skola och andra intryck från den yttre och inre miljön. Vår hjärnas intellektuella hårddisk, som återfinns i hjäss- och tinningloberna, matar vi med program som språk, matematik, fysik, kemi etc. Denna mjukvara ökar väsentligt individens förmåga till intellektuell analys. Förmågan till logiskt och abstrakt tänkande har hos människan utvecklats påtagligt. Detta har gett möjlighet till en enorm teknisk utveckling som gör oss överlägsna alla andra arter.

Vår hjärnas emotionella hårddisk som återfinns i frontalloberna och det limbiska systemet har vi av någon anledning inte matat med mjukvara. Det är närmast ofattbart att praktiskt taget all undervisningstid i grundskola och gymnasium ägnas åt att träna intellektuella färdigheter medan inte en enda lektionstimme ägnas åt emotionella färdigheter. Skulle vi människor kunna bli lika duktiga på att förstå och uttrycka våra känslor som vi är på att tänka abstrakt. Javisst, precis som vi lär det lilla barnet att räkna för att det så småningom skall kunna lära sig matematik måste vi lära barnet att det finns känslor så att barnet skall kunna lära sig den etik och de moraliska lagar som måste finnas i ett samhälle.

Den kunskap som erbjuds i dagens samhälle är den "uppfostran" som föräldrar ger. I frånvaro av kärnfamiljen överförs uppfostran av barn alltmer till förskola eftersom föräldrarna tvingas till dubbelarbete och därför har mindre tid för barnen. Emotionell kunskap förmedlas i den direkta kontakten mellan förälder och barn, dagismamma och barn, lärare och elev samt människa till människa. Ett systematiskt emotionellt kunskapsinhämtande borde finnas.

En lämplig benämning på kunskapsämnet är EMOTIK. Undervisning i emotik kräver sin egen pedagogik men det borde vara en utmaning för lärarhögskolans pedagoger och/eller beteendevetare att utforma en sådan undervisning. Såväl lustbetonad stimulering som olustbetonad tillrättavisning måste ingå i undervisningen.

Det är känslorna som styr vårt beteende och ju mer oskolade de är desto mer primitivt och obearbetat blir vårt beteende. Den emotionella kapaciteten är bruksanvisningen till det skarpa instrument som den intellektuella kapaciteten är. Om vårt samhälle skall kunna förbättras krävs en mer emotionellt differentierad människa. I denna bok ger vi aspekter på begreppet emotionell kapacitet och hur ett läroämne som emotik kan utforma en framtida hjärnsmart skola.

Inledning

Människans hjärna har en *intellektuell kapacitet* dvs. en förmåga att analysera, memorera och logiskt granska stimuli. Denna personlighetsvariabel skolas och tränas intensivt såväl i för-, grund-, gymnasie- som i högskola, vilket lett till att människans intellektuella kapacitet är väl utvecklad och vida överlägsen andra arters.

Utöver den intellektuella kapaciteten har människans hjärna en förmåga att registrera och memorera känslor. Denna förmåga, här kallad *emotionell kapacitet*, uppfattas också vara en personlighetsvariabel vilken delvis är oberoende av den intellektuella. Den tränas inte lika systematiskt som den intellektuella varför människans känslomässiga förmåga är på en mer primitiv nivå än den intellektuella förmågan.

I denna bok beskrivs hjärnans utveckling med fokus på intellektuell och emotionell förmåga. För att förstå och kunna hålla isär dessa förmågor diskuteras i början av boken hjärnans utveckling och därefter intellektuell och emotionell kapacitet mer i detalj. I senare kapitel ges förslag till systematisk utbildning i emotionell förmåga.

Referenser anges i löpande text med efternamn samt utgivningsår och återfinns i bokens referenslista i bokstavsordning.

DEL I

Hjärnans evolution och utveckling

Hjärnans utveckling

Hjärnans utveckling har förenklat sett försiggått i tre steg. Det första steget togs då reptilernas hjärna formades. Denna hjärna består av knutor som vuxit ut från hjärnstammen (Fig. 1) och som alltjämt återfinns i människans hjärna under namnet hjärnstammen och de basala ganglierna och som ofta benämns "reptilhjärnan".

Grundbeteenden som styrs av reptilhjärnan är enligt den kanadensiske neurofysiologen McLean (1952):

- val av boplats
- revirbeteende
- sexuellt beteende
- beteende i samband med jakt
- återvändande till bo- eller födelseplats
- omhändertagande av avkomma
- uppbyggnad av sociala hierarkier
- val av ledare

Reptilhjärnan

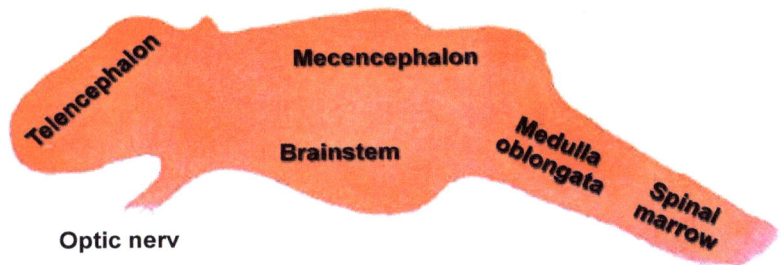

Fig.1. *Det första steget i hjärnans utveckling är då reptilernas hjärna formades för c:a 250 miljoner år sedan. "Reptilhjärnan" återfinns basalt i människans hjärna.*

Reptilernas hjärna fungerar efter tämligen rigida mönster utan större variationsförmåga. Mönstren är dock tillräckliga för att individens säkerhet och artens fortlevnad skall kunna garanteras.

Det andra steget i hjärnans utveckling togs när de lägre däggdjuren utrustades med hjärnbark. Denna kallades den limbiska loben (omgivande loben) (Broca 1878) (Fig. 2). Arter med denna mera komplicerade hjärna blev överlägsna tidigare arter genom att de bättre kunde analysera skeenden och därmed också se sammanhang i skeenden. Reptilhjärnans stereotypa beteendemönster kunde modereras och bättre anpassas till den omgivande situationen. Grundbeteendena fanns kvar oförändrade. Den limbiska loben motsvaras i människan hjärna av de limbiska strukturerna och till dessa delar förlade man tidigare kontrollen av känslomässiga funktioner.

Reptilhjärnan och den limbiska loben

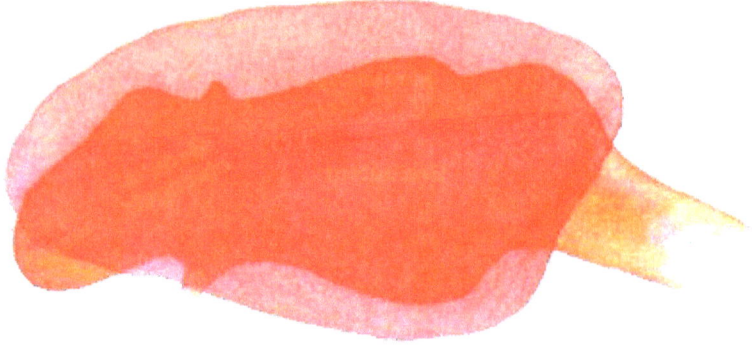

Fig.2. *Det andra steget i hjärnans utveckling är då hjärnbark växer fram och omger reptilhjärnan dvs. den limbiska loben formas.*

Tredje steget i hjärnans utveckling togs när de högre däggdjuren utrustades med ytterligare och mer sammansatt hjärnbark "den nya hjärnbarken" (neokortex). Genom denna utveckling av hjärnan ökade förmågan att analysera och memorera skeenden i omgivningen ytterligare och svar på stimuli kunde än bättre anpassas till omgivningens krav med ledning av tidigare erfarenhet (ökad fitness) (Fig. 3).

Neocortex (Den nya hjärnbarken)

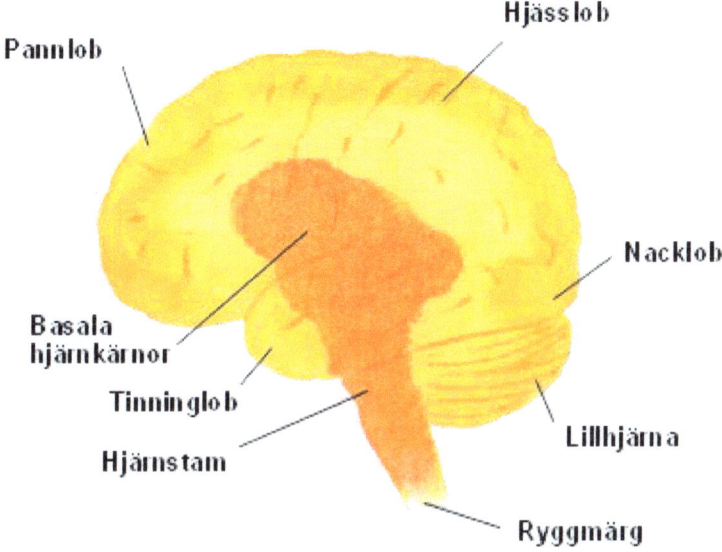

Fig. 3. *Det tredje steget i hjärnans utveckling är när ny hjärnbark växer fram och välver sig över såväl reptilhjärnan som den limbiska loben.*

Det anges ofta att i neokortex sker det logiska och abstrakta analyserandet, i motsats till det känslomässiga "reagerandet" som sker i limbiska strukturer eller i hjärnstammen. Det finns dock numera kunskap som visar att såväl intellektuella som emotionella stimuli analyseras och memoreras i neokortex. Med analys av stimuli menas i detta sammanhang att inkommande stimuli aktiverar "minnen" från tidigare upplevelser av samma art och jämförs med dessa, varigenom individen får möjlighet att med ledning av tidigare erfarenhet ge mer ändamålsenliga svar.

Efter tillkomsten av neokortex har någon genetiskt betingad påtaglig utveckling av hjärnan inte skett och sannolikt har människans hjärna inte förändrats under de senaste tio tusen åren. Man kan därför anta att stenåldersmänniskan hade en likadan hjärna som den moderna människan. Skillnader i beteenden mellan stenåldersmänniskan och den moderna människan kan därför inte bero på hjärnans genetiska utveckling utan på hur den påverkats efter födelsen.

Utnyttjande av hjärnans kapacitet

Om man lämnar förhistorisk tid och enbart ser på vad som skett under historisk tid, är det uppenbart att människans mentala förmågor utvecklats eller differentierats. I denna differentiering kan viktiga steg urskiljas.

Ett steg var att människan började använda ljudsymboler i sin kommunikation dvs. hon utvecklade ett språk. Detta ledde inte bara till en förbättrad kommunikation individerna emellan utan också till en ökad möjlighet att genom ordsymboler memorera händelser. Människans stora minneskapacitet gjorde att en omfattande mängd erfarenhet kunde lagras. Den kunde lätt tas fram vid behov och också föras vidare från en individ till en annan och från generation till generation.

Tillkomsten av skriftspråket var också viktigt. Därigenom gavs möjlighet att systematiskt lagra erfarenheter även *utanför* hjärnan. I västerlandet gjorde munkar och lärde stora insatser när de omsorgsfullt nedtecknade under generationer gjord erfarenhet. Stora bokband förvarades i klostrens bibliotek. Denna erfarenhet var från början förborgad för de flesta. Först när tryckpressen uppfanns blev den samlade erfarenhet tillgänglig för en större allmänhet.

Tillkomsten av persondatorn (PC) och Internet med en World Wide Webb är också viktiga steg när det gäller differentiering av hjärnans intellektuella kapacitet. Med datorns hjälp ökar vår intellektuella kapacitet väsentligt (Fig. 4).

Kanske togs ytterligare ett steg i denna utveckling när för mer än ett sekel sedan religionen fick släppa sitt grepp om kunskapsförmedlandet. Vid universiteten (Berlin, Paris) började studenter och lärare att ifrågasätta och detta ifrågasättande födde forskning vilken ledde till att kunskapsinnehållet systematiskt prövades och bearbetades. Program eller "learning sets" utformades som gjorde det lättare att förstå vad som sker. Matematiska, kemiska, fysikaliska, biologiska etc. program utformades, som ledde till att människan i modern tid kan förstå mycket av vad som sker i vår omgivning från mikrokosmos till makrokosmos. Den ökade intellektuella kunskapen har gett människan tekniska landvinningar, vilka ger henne en särställning jämfört med andra konkurrerande arter på jorden.

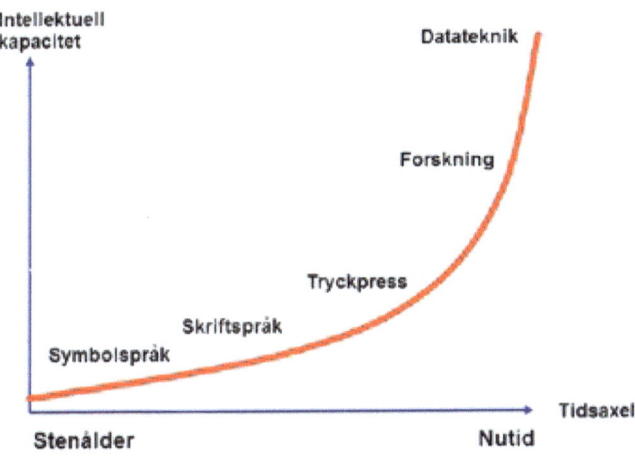

Fig.4. Viktiga steg i den intellektuella kapacitetens differentiering

I sin bok "Janusansiktet" (1978) skriver Koestler att människan egentligen har alla möjligheter att skapa sig en bra tillvaro på jorden. Hon har ett skarpt intellekt och vistas på en planet som har stora resurser. Om resurserna rätt utnyttjades skulle hon med lätthet kunna skapa ett paradis på jorden. Av svårförståeliga skäl kan hon inte utnyttja sina förutsättningar utan beter sig hänsynslöst egoistiskt både mot medmänniskor och natur. Koestler utgick från att människan är "galen" (engelska: mad). För att förklara människans märkliga beteende antar Koestler och neurofysiologen McLean att det skett en splittrad genetisk utveckling av människans hjärna. De menar att människan har fått en ökad teknisk och logisk förmåga, medan skickligheten av andra psykiska funktioner som bl.a. styr det moraliska beteendet (individens mognad) inte ökat i samma utsträckning. Enligt Koestler kan man se prov på sådan splittrad genetisk utveckling även hos andra arter och han betraktar utvecklingen som ogynnsam ur överlevnadssynpunkt.

Barnhjärnans utveckling och epigenetik

Forskning avseende barnets stegvisa utveckling av hjärnan har under senaste decennier accelererat med hjälp av nya icke invasiva avbildningstekniker som magnetröntgen (fMRI), magnetencefalografi (MEG) och avancerade EEG analyser. Genom den nya DTI (Diffusion Tensor imaging) tekniken har hjärnans många gigantiska neuronnätverk kunnat kartläggas mer i detalj och visat på hjärnans stora förmåga till plasticitet.

Man har idag via den nya forskningsgrenen epigenetik kunnat verifiera att hjärnutvecklingen hos barn inte bara sker via ärftlig genetik (genotyp) utan barnets utveckling påverkas även av yttre faktorer som kan modifiera gener på DNA nivå (fenotyp). När det gäller ett fosters utveckling i livmodern visar forskning att under graviditetsveckorna 10-20 sker den stora explosiva bildningen av hjärnans nervceller (neuron) i en takt av ca 200000 nya nervceller per minut. En vuxen hjärna innehåller ca 100 miljarder (100000000000) neuron och dessutom 10 gånger fler stödjeceller (gliaceller). Forskning inom epigenetiken har visat att yttre faktorer under denna graviditetsperiod som stress, atombomsattacker, jordbävningar etc. påverkar barnets bildning av hjärnans neuron till att få en förkrympt storlek och kan medföra mentala skador.

Som exempel har undersökningar av de barn som fick hjärnskador i samband med atombombningar av Hiroshima och Nagasaki under andra världskriget visat att mödrar som utsatts för radioaktiv strålning under graviditetsveckorna 8-15 erhöll de allvarligaste hjärnskadorna på barnen. De fosterskador som konstaterades rörde: små huvuden, utvecklingsstörning och dåliga resultat i skola och IQ tester. Dessa överlevande mödrar befann sig ca två Km från bombens epicentrum. Dessa barn kallas i Japan för Pika-barn vilket kan översättas med "barn av blixten" eller "barn av ljusskenet". Som vuxna har dessa Pika-barn ofta svårt i det japanska samhället då de påminner om nederlaget i kriget. De är ofta placerade på institutioner och har haft svårt att få utbildning och jobb. Forskare vid Health Science Centre of Texas University menar att dessa hjärnskador hos barnen kan förutom strålningsskador även bero på undernäring, infektioner, kraftig stress och oro över det pågående kriget.

Ett annat exempel avseende hur stress kan påverka barns hjärnutveckling under graviditeten är forskningsresultat från Canada där delar av landet lamslogs under en omfattande isstorm 1998. Många blivande mödrar drabbades av akut stress då många samhällen isolerades under naturkatastrofen och elektriciteten slogs ut under flera veckor. Forskarna från McGiluniversitetet studerade hur mödrar i den sena graviditeten påverkades av stress och eventuella konsekvenser för barnens utveckling. Resultatet från studien visade tydligt att dessa barn hade en svagare utveckling av språk och motorik. Även hälsoläget var sämre där astma, övervikt och diabetes var vanligare. Man kunde konstatera att metylering som sker i den komplicerade utvecklingsprocessen i livmodern påverkades. Metyleringen förändrar bland annat genernas sätt att arbeta. Studien fann ett samband mellan antalet dagar mödrarna tvingades klara sig utan elektricitet och otillräcklig metylering å ena sidan och mental utvecklingsstörning å den andra.

Att mödrars diet under havandeskapet har långsiktig påverkan på barnets fortsatta hälsa har konstaterats bl.a. i undersökning av Hollänska familjer under slutet av andra världskriget. På grund av Tysk blockad av järnvägen led många Holländska familjer i månader av brist på mat vid rena svältgräsen. Tusentals människor dog på grund av undernäring. En undersökningsgrupp tillsattes efter kriget (The Dutch famine birth cohort study) för att se hur barn från svältande havande mödrar hade påverkats. Man fann att dessa barn hade ökad risk för hjärtsjukdomar, schizofreni, diabetes, cancer och stressrelaterade sjukdomar. Oroande bevis fanns för att dessa sjukdomsproblem överfördes till nästa generation.

I Gambia i Västafrika har under 65 år ett projekt angående undersökning av hur sammansättningen av den mat som mödrar lever av under graviditeten påverkar barnens framtida utveckling och levnadslängd. Undersökningen berör befolkningen i tre lantliga byar i Gambia där man sedan 1949 har kartlagt och analyserat livslängden hos befolkningen avseende deras födelsetid på året (Moore, 1997). Dessa byar ligger i ett område som halva året präglas av torka (januari ... juni) och halva året är regnperiod (juli … december). Under den torra perioden jan/juni har befolkningen mycket föda av couscous och ris att äta och dessa gryn utgör huvuddelen av födan. Medan under regnperioden juli/december, även kallad "De hungriga månaderna", utgörs födan av gröna vegetabilier och befolkningen sliter hårt med jordbruksarbete. Forskning i dessa områden i Gambia visar på att mödrarnas intag av gröna vegetabilier vid den konceptuella perioden har stor påverkan på barnets fortsatta livslängd. Barn som avlats i januari och födda i september visade sig ha sju gånger högre sannolikhet att dö i yngre år än de som avlades i september och föddes i juni. Forskningen visade att denna skillnad visade sig först från och med 15 års ålder då dödligheten i denna grupp ökade drastiskt med upp till 7 gånger. Detta signifikanta utfall kan påverkas av ett flertal mekanismer specifika för det utvalda området i Gambia som säsongsvarierande infektionssjukdomar (t.ex. malaria), toxiner i jordbruk m.m.

Nyligen publicerades en undersökning utförd vid London School of hygiene & tropical medicine där man med nya metoder för att mäta metyleringsgraden av DNA hos nyfödda barn 2-8 månader i samma region av Gambia. Forskarna fann att barn som koncipierats under den hungriga perioden (juli-december) och födda under den torra perioden (jan.-juni) hade en högre metyleringsgrad i de 6 typer av gener som studerades. Dessa gener påverkas av näringsämnen i moderns blod. Tidigare studier på möss av Dr Rob Waterland vid Baylor College of Medicine in Huston har visat att metylerringsprocessen i DNA under tidig grossess påverkas starkt av moderns näringsintag. Undersökningen gjordes av 84 kvinnor som var pregnanta under den regniga perioden och 83 kvinnor som var pregnanta under torrperioden. Prov av blod och hår togs från barnen vid 2 respektive 8 månaders ålder och DNA analyserades avseende metylering av de sex gentyperna.

Resultatet visade att de barn som avlades under den regniga perioden hade högre grad av metylering i de sex undersökta generna. Detta visar att näringsämnen som t.ex. folsyra och vitamin B12 är viktiga för att metyleringen av gener skall fungera normalt. Forskarna menar att variationer i metyleringsgraden i dessa gener kan påverka immunförsvarets framtida möjligheter att bekämpa virusinfektioner och överlevnad från sjukdomar som cancer och leukemi.

Fostrets nya nervceller är till en början små utan de mångförgrenade dendritkopplade nätverken som senare byggs upp via synapskopplingar. I huvudsak kan man säga att de neuron i hjärnans cortex som bildas under graviditeten är de man har under resten av livet. Beroende på tillgång av föda och levnadsvanor i vuxen ålder påverkas celldöd i hjärnans neuron av t.ex. missbruk av alkohol eller droger. Forskaren Jonas Frisen vid Karolinska institutet har utarbetat en metod att kunna datera åldern för nervceller i hjärnan via de kol-14 isotoper (C14) som genererades vid kärnsprängningar i atmosfären under 1950-1960 talen. Kol-14 metoden har länge använts som en markör för åldersbestämning av t.ex. skelettdelar inom arkeologin. Man utnyttjar att halveringstiden för C14 är ca 6000 år och genom bestämning av ett provs innehåll av C14 kan man datera ett föremåls ålder. Frisen upptäckte ett intressant fenomen att C14 mängderna i atmosfären fördubblades av de hundratals kärnvapenprov som utfördes i atmosfären mellan 1955-1963. Därefter framförhandlades ett förbud mot atmosfäriska prov vilket medförde att C14 halterna började sjunka till normal nivå. Frisen antog att när en cell delar sig kopieras alla gener till en dottercell och då generna består av DNA som till stor del innehåller kolatomer och därmed C14 borde en nervcells DNA spegla exakt vilket år efter 1955 som den bildades. Dessa resultat publicerades i tidskriften Cell. Frisen kunde med metoden entydigt fastslå att neuroner i hjärnan speglade personens ålder (Frisen, 2006).

Man har länge ansett att inga nya nervceller bildas i hjärnan hos en vuxen individ, men forskaren Peter Eriksson vid Göteborgs Universitet upptäckte att även nya hjärnceller produceras i hippocampusområdet i vuxen ålder (Ericsson, 1998). Tidningen New York Times utnämnde dessa sensationella fynd till 1990-talets viktigaste vetenskapliga upptäckt. Jonas Frisen har nyligen verifierat dessa resultat 2014 i en artikel i tidskriften Cell (Frisen, 2014). Resultaten visar att även vuxna personer nybildar nervceller i hippocampus området i storleksordningen 2 % per år.

När det gäller ett fosters utveckling av medvetande visar forskning att vid ca 14.e veckan uppkommer känselreaktioner, vid 20 veckan hörselreaktioner, vid 21 veckan smärtreaktioner och 22-23 veckan en form av korttidsminne. Fostret lever i en miljö med en låg syrenivå på motsvarande Mount Everest höjd och sover. Detta pekar på att fostret knappast är medvetet och registrerar bara dämpade stimuli. När barnet föds väcks det till medvetande och börjar andas. Man kan då registrera en liknande default aktivitet i barnets hjärna som hos en vuxen människas hjärnaktivitet i default läge.

Det nyfödda barnet saknar det mesta av de synapskopplingar i hjärnans cortex som präglar en vuxen människas hjärna. T.ex. är det episodiska minnet inte färdigutvecklat förrän i 2-3 års ålder. Därför har de flest vuxna personer inga minnesbilder från dessa tidiga år. Barnets hjärna formas i hög grad av omgivningen och upplevelser efter födseln. Antalet hjärnceller är ca 100 miljarder men kontakterna (synapserna) som krävs för aktivering mellan nervceller är inte på långt när fullt utvecklade. Denna aktivering av nervceller uppstår när sinnesorganen för t.ex. syn- och hörselintryck utsätts för retningar varvid elektriska impulser (aktionspotentialer) skickas via synapserna som därigenom förstärks och permanentas. Barnhjärnan har ett överskott av nervgrenar som går åt olika håll i hjärnan. Genom hjärnans plasticitet tillväxer de nervbanor som stimuleras medan de som inte aktiveras succesivt tillbakabildas. Det finns ett tillstånd som kallas synestesi, där en person kan t.ex. se färg på siffror eller ord vilket man tror beror på att tvärgående nervsignaler i barnhjärnan inte rensats bort. Därför kan det finnas kvar t.ex. signalvägar mellan syncentrum för färg och centrum för sifferhantering i hjärnan som ger en automatisk färgupplevelse kopplad till varje siffra.

När det gäller ett nyfött barns motoriska färdigheter är det en lång kedja av övningar avseende hjärnans somatosensoriska och motoriska lober som skall programeras med nätverk av synapser. Jämfört med djurvärlden är tiden lång innan ett barn kan hålla balansen och på egen hand gå. Den ligger i spannet 10-18 månader. Den somatosensoriska loben i cortex skall programera nätverk för alla inkommande nervbanor från övriga kroppen som armar, ben, händer, balansorgan och känselorgan. Medan den primära motorcortex loben tränas att ge korrekta styrsignaler i samverkan med lillhjärnan via nervbanor i ryggmärgen till muskler i armar och ben för kontroll av balans och gång. Man kan se samverkan mellan dessa nätverk som ett reglersystem vilket kräver snabba nervsignaler varför dessa nervbanor är/blir myeliniserade. Synapsbildningen i barnets hjärna växer explosionsartat från födseln och når ett maximum vid 2 års ålder. I 1 års åldern är takten av nya synapser i storleksordningen 1 miljon nya synapser/sekund för att efter 2 års ålder succesivt minska framemot puberteten. Detta visar att barnet under denna period behöver stimulans till rörelse för att träna sin finmotoriska utveckling.

För att barnets förmåga för t.ex. synintryck skall nå full utveckling måste synnerven stimuleras för uppbyggnad av synapserna i hjärnans syncentra. I t.ex. nackloben finns en area (V1) motsvarande ögats bild på retinan som byggs upp för dekodning av informationen från stavar och tappar i ögat. Om ett barn föds med grå starr i ögonen är det viktigt att tidigt byta ut ögonens linser annars blir barnet blint. Detta på grund av att hjärnans normala syncentra (V1..V8) inte stimuleras från ögat och synnerven. Det är även viktigt att korrigera ett barns eventuella skelögdhet för att det skall kunna utveckla synbarkens förmåga till djupseende.

En annan viktig utveckling är barnets förmåga att uppfatta och urskilja olika språkljud. Språkljuden är väldigt olika för t.ex. engelska och kinesiska och byggs upp av ett 40 tal fonem. Denna förmåga att lära sig språk bygger på tillväxt av synapser i språkcentrum och är på sin topp vid 8 månaders ålder och avtar drastiskt efter ca 3 års ålder. Det är svårt i mer vuxen ålder att kunna forma nya språkljud viket gör att man talar det nya språket med en brytning påverkad av det tidiga modersmålet.

Utvecklingen av barnhjärnan i tidiga år startar med inlärning/bearbetning av sinnesintrycken från kroppens alla lemmar och inre organ. Därefter tränas de delar av cortex där utvärdering och styrning av sinnesorganen sker. Studier av barn från de barnhem i Rumäninen (efter regimens fall), där man konstaterat vanvård och där barnen varit fjättrade i spjälsängar utan kroppskontakt under flera år har visat att områden i deras hjärna är underutvecklade. När denna brist på stimulans gått för långt är det svårt att reparera dessa hjärnskador senare i livet. Detta har konstaterats hos vissa av dessa barn som adopterats av Amerikanska par.

Följande viktiga händelser utgör milstolpar i ett barns hjärnutveckling

- Gastuleringen i vecka 3. Formar anlagen till hjärnans fortsatta utveckling

- Uppkomsten av nervtrådar

- Uppblåsning av hjärnan

- 200000 nya nervceller/minut under Vecka 10-20

- Synapsbildningen

- Gallring i nervtrådarnas djungel

- Medvetandets uppkomst

23

Tonårshjärnan

En omtumlande period i en människas liv är den utveckling av hjärnans nätverk som präglar tonåren. Under dessa år sker stora förändringar i hela kroppen och den mentala påverkan berör i hög grad tonåringens känsloliv. Nedan redovisas ett antal faktorer som berör tonåringens utveckling mot vuxenvärlden.

- Puberteten, Fysisk och hormonell förändring
- Tänkande, Utveckling av mer abstrakt tänkande
- Relationer, Bilda kärleksförhållande
- Ansvar, Ökat ansvar avseende t.ex. utbildning, egen ekonomi
- Oberoende, Frigöra sig från föräldrar, eget boende
- Identitet, Forma en egen självbild

Det är först under senare decennier som man med de nya magnetresonans metoderna t.ex. fMRI, har kunnat studera hur en hjärna utvecklas och växer till under barnaåren och tonårs tid. Trots att en 12-årings hjärna liknar en vuxen hjärna när det gäller storlek, vikt och veckning har den lång väg att utvecklas vidare när det gäller de neurala nätverken och speciellt prefrontala cortex (pannloben).

Forskare vid National Institute of Mental Health (NIMH) under ledning av Jay Giedd, har genomfört långtidsforskning avseende 2000 ungdomar i åldrarna 3-25 år, där man med hjälp av fMRI undersökningar gjort en kartläggning av hjärnans utveckling (Giedd, 2008). Kartläggningen har skett genom att undersöka hur grå substans (nervcellskroppar med dendriter) respektive vit substans (myelinskidor) växer till och förändras under uppväxten. Resultaten visar att den grå substansen tjocknar under barndomen och därefter tunnas ut under tonåren genom att de nervceller som inte används tillbakabildas och dör medan aktiva nervcellbanor förstärks genom myelinisering. Denna hjärnans mognad rör sig som en våg från bakre delen av hjärnan och når prefrontala cortex först i 20 års ålder. En del av denna mekanism är att nervcellernas kontakter (synapser) blir färre men effektivare (snabbare) vilket gör att en 11-årings nervcell kan ha kontakt med 15000 andra nervceller medan det efter tonåren kan ha reducerats till ca 4000. Forskningen pekar på tre viktiga områden som berör tonårshjärnans utveckling.

- Det sker en ökning av de associativa nätverken vilket ökar integration mellan olika hjärnområden

- Inaktiva nervceller tillbakabildas.

- Ändrad balans mellan kognitiv och emotionell förmåga, vilket stärker den exekutiva förmågan som t.ex. koncentration, känslokontroll, impulskontroll och planering.

De delar i pannloben (prefrontala cortex) som hanterar impulskontroll, framtidsplanering, prioritering och omdömesförmåga är de delar som mognar sist (myeliniseras) i hjärnans utveckling vilken är avslutad först i 25 års ålder. I puberteten styrs ungdomar mer av obearbetade känslomässiga impulser. Man kan se strukturen av två olika system i hjärnan som hanterar dels den känslomässiga kapaciteten och dels den intellektuella kapaciteten. Känslosystemet styrs av känslorna lust respektive olust vilka är resultatet av påverkan av specifika signalsubstanser som t.ex. dopamin, noradrenalin och serotonin. Forskning vid bl.a. Department of Psychology and Center for Neurobehavioral Development, University of Minnesota (Luciana, 2012) visar att en tonårings hjärna är mycket känsligare för signalsubstansen dopamin än både under barndomen och i vuxen ålder. Detta leder till att man i tonåren upplever nya spännande händelser med större intensitet än senare i livet.

Vid McLean Hospital in Belmont, USA har en grupp forskare under ledning av Dr Deborah Yurgelun-Todd genomfört en studie där man jämfört hur tonåringar upplever emotioner i jämförelse med vuxna. Studien jämförde fMRI för 18 tonåringar i ålder 10-18 år med 16 vuxna personers fMRI. Man skannade försökspersonerna samtidigt som de presenterades för bilder av personer med olika ansiktsuttryck och försökspersonerna skulle identifiera vilken känsla respektive bild förmedlade. Resultaten överraskade forskarna då vuxna identifierade uttryck av rädsla till 100 %, medan tonåringarna identifierade rädsla endast i 50 % av fallen. De angav i stället vrede, chock, ledsamhet eller förvåning. Det visade sig också att cortex aktiverades olika av tonåringar respektive vuxna. Tonåringarna aktiverade amygdala medan vuxna även aktiverade prefrontala cortex som står för omdöme och planering. Forskarna drar slutsatsen att tonåringar misstar sig i tolkning av vuxnas ansiktsuttryck och styrs av primära emotionella signaler från limbiska strukturer t.ex. amygdala, medan vuxna också styrs av prefrontala cortex (programmerad erfarenhet) i identifiering av emotionella signaler.

Forskaren B.J. Casey vid Weill Medical Collage of Cornell University, USA har i ett flertal forskningrapporter visat på tonåringens känslighet för påverkan att yttre störningar vilket påverkar deras kognitiva upplevelser. Djurstudier har visat att nätverket mellan prefrontala cortex och amygdala är viktigt för undvikande beteende vid negativa/farliga stimuli, medan nätverket mellan prefrontala cortex och striatum (accumbenskärnan) är viktigt för närmande beteende vid positiva/belönings stimuli. Forskaren BJ Casey har ställt upp en modell som på liknande sätt förklarar styrning av emotioner hos människan (Casey, 2010). I fig. 5 visas ett principiellt diagram över hur utvecklingen av de sub-kortikala regionerna respektive prefrontala regionerna utvecklas under tonåren.

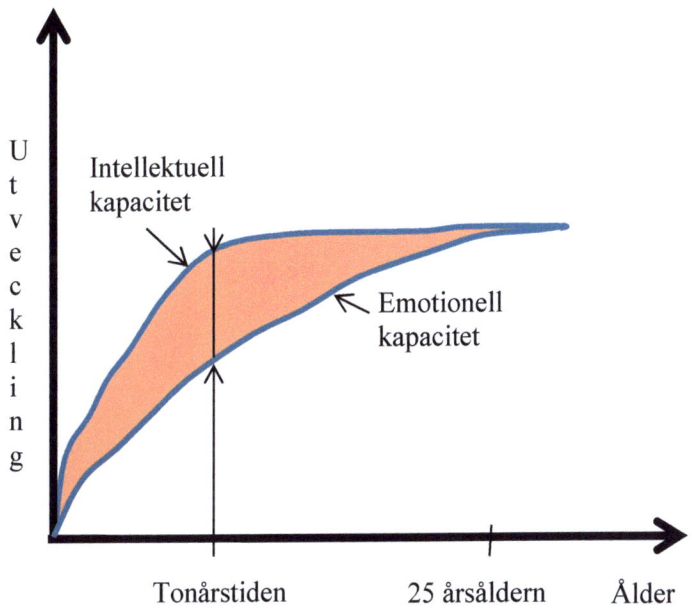

Fig.5. Diagram över principiell utveckling av emotionell resp. intellektuell förmåga i tonåren.

Under denna omfattande omställning i tonåringens hjärna påverkas många beteenden beroende av omorganisation av nätverken där oanvända nervbanor tillbakabildas medan stimulerade nervbanor förstärks och blir snabbare. Dessa omställningar i hjärnan medverkar till ökad psykisk instabilitet vilket påverkar tonåringens planeringsförmåga, sortera bland alla sinnesintryck, se konsekvenser av sitt handlande och kontroll av drifter och känslor. Detta ger till resultat att ungdomarna oftare visar ett riskfyllt beteende genom t.ex. testa nya droger och ha riskfylld sex. Man kan se detta i evolutionens ljus som en mekanism där människan i unga år behöver prova sina vingar och frigöra sig från föräldrarna, men samtidigt kan medföra att man hamnar i drogberoende eller kriminella miljöer.

En stor forskningsstudie i Nya Zeeland kallad "The Dunedin Stud" har följt samtliga 1037 barn som föddes 1972-1973 i samhället Dunedin under mer än 40 år och har kunnat genom att regelbundet följa upp gruppmedlemmarna angående hälsa, levnadsmönster och sociala mönster se hur de fungerade under tonåren (http://dunedinstudy.otago.ac.nz/). Studien har genererat över 1200 forskningsrapporter där man under tonårsperioden studerat t.ex. kriminalitet, drogberoende och våldsbenägenhet. Resultaten visar bl.a. att i 21 års ålder har 60 % av de manliga deltagarna stulit pengar eller egendom, 75 % har varit inblandade i någon form av våld och 90 % hade testat droger eller alkohol. Även flickor är inblandade i detta mönster ofta påverkade av pojkvänner. Studien visar att den stora majoriteten vid 25 års ålder har lämnat de kriminella tendenserna bakom sig och anpassat sig till arbeten och familjebildning tack vare stöttning av familj och vänner. Studien visar också att ca 5 % av pojkar riskerar att hamna i ett livslångt utanförskap av droger och kriminalitet vilket uppfattas som genetiskt betingat. Avvikelsen visar sig ofta i form av aggressivitet redan vid 3 års ålder.

I en skolmiljö där många elever i tonåren finns i en gruppmiljö kan grupptrycket under inflytande av känslor och stress skapa ett extra psykiskt turbulent klimat. En lärare bör ha förståelse för denna känslighet under puberteten så att de kan hantera elevers emotionella omogenhet. Detta ställer höga krav på en lärares förmåga att leda gruppen, behärska konflikthantering och påverka gruppens psykiska balans. Ur ett lärande perspektiv är upprätthållande av att eleven känner sig säker och blir sedd den viktigaste grunden. Barnet får en trygg anknytning.

I skolans uppdrag ligger också att ta tillvara hjärnans kapacitet att bygga upp nya kopplingar (synapser) mellan hjärnans nervceller och effektivisering av dem som redan finns. Under tonårsperioden finns möjligheter att bli riktigt duktig inom några ämnen eller aktiviteter. Ofta kan den tonåriga eleven bli riktigt duktig inom t.ex. musik, schack, språk eller sport om satsningar sker just i tonåren då motivation och ungdomlig entusiasm kan finslipa och fördjupa kunskaper. Här kan skolan medverka till att stärka elevers individuella val för utveckling av sina intresseområden.

En uppgift för skolan är att ge eleven kunskap om hur hjärnan påverkas under tonåren. Speciellt bör undervisningen ge eleven insikt i hur vi som människor har en emotionell kapacitet och ge eleven redskap att uttrycka sig känslomässigt och träna på social interaktion. I ämnet bör ingå begrepp som t.ex. empati, etik, relationer och sexualkunskap.

Neuropsykiska funktioner

Neurobiologisk forskning visar att många system i lägre arters hjärna är tämligen identiska med dem som finns i människans hjärna. Hos människan är instinkter och drifter (grundbeteenden) alltjämt desamma som dem som återfinns hos reptilerna. Vi behöver föda, vi försvarar oss, vi fortplantar oss osv. Den mest väsentliga förändring som skett efter att reptilhjärnan formats, är tillkomst av nervceller i barklager med vars hjälp en mer detaljerad analys och memorering kan ske av det som händer i omgivningen. Det som kanske i lägre arters hjärna är en suddig bild av ett långsmalt rörligt föremål som inger hot, blir i människans hjärna en mer tydlig bild. Det långa rörliga föremålet uppfattas som en orm, den förs till djurriket, det finns olika arter av ormar, vissa är ofarliga och andra är farliga. Ur vår minnesbank analyserar vi om den just nu aktuella ormen är farlig eller inte. Människan har sålunda fått en förmåga att analysera skeenden på en mer komplicerad nivå än andra arter. Skillnaden är huvudsakligen kvantitativ.

Vår hjärnas sätt att arbeta har jämförts med en persondators (PC) (Figur 6). Man kan anta att vår hjärna liksom en PC har hårddiskar. För att en PC skall kunna utnyttjas optimalt är det viktigt att hårddiskarna programmeras med väl utvecklad mjukvara. Vår hjärnas intellektuella hårddisk, som återfinns huvudsakligen i hjäss- och tinningloberna, matar vi med program som språk, matematik, fysik, kemi etc. Denna mjukvara ökar väsentligt individens förmåga till intellektuell analys.

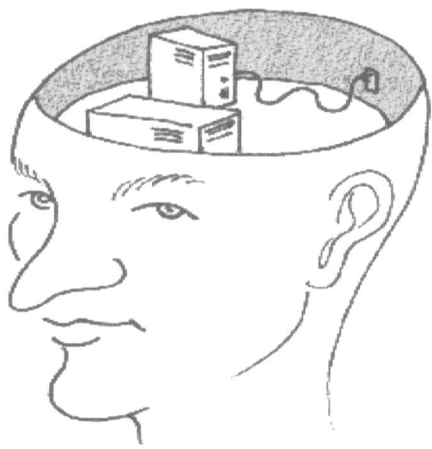

Figur 6. *Hjärnan kan uppfattas arbeta på samma sätt som en person-dator. Genetiskt är hjärnan utrustade med hårddiskar vilka efter födelsen programmeras med mjukvara.*

Hjärnans differentiering

Har författaren och läkaren Koestler rätt då han säger att människans hjärna genom genetiska förändringar har fått en splittrad utveckling dvs att en mutation skulle ha inträffat under de senaste 10 000 åren som förklarar människans omogna beteende. Uppenbarligen har den moderna vuxna människan en hög intellektuell kapacitet jämfört med andra mentala förmågor. Man måste dock hålla isär genetiskt betingad utveckling från differentiering dvs. hur vi programmerar vår hjärna. Anatomiskt finns inget stöd för en genetiskt betingad splittrad utveckling Den ojämna profilen av mentala förmågor kan i stället bero på individens miljö dvs. hur föräldrar och samhälle programmerar eller skolar den unga individen. I det moderna samhället programmeras intellektuella färdigheter av vissa skäl mycket intensivt medan färdigheter som social kompetens, känslomässig förmåga etc. inte skolas lika mycket.

Koestlers intressanta fråga kvarstår dock. Varför har programmeringen av psykiska funktioner blivit så ojämn och varför har de intellektuella funktionerna en så framträdande plats?

De neuropsykiska funktioner som diskuteras här är följande:

- Sensoriska funktioner (mottagande)
- Psykomotoriska funktioner (utförande)
- Intellektuella funktioner (tänkande)
- Emotionella funktioner (kännande)

Sensoriska funktioner

Våra sinnen ger oss information om omgivningen och i vår hjärna skapar vi en konstruktion eller modell av den omgivande världen. Denna bild ger oss möjlighet att förutsäga händelser, och därigenom kan dessa bättre kontrolleras. Hur människans sinnesorgan har utvecklats och hur de förhåller sig till lägre stående arters har i detalj diskuterats i boken *"The human primate"* av Richard Passingham (1982).

När det gäller människan skiljer man mellan hur vi uppfattar en emotion som perception respektive hur sinnesintryck som genereras i de sensoriska nervbanorna från våra sinnen syn, hörsel, känsel, lukt respektive smak behandlas i hjärnan. En central punkt för de inkommande nervsignalerna (afferenta neuron) är thalamus vilken är belägen centralt i mellanhjärnan. Thalamus hanterar sinnesintryck och fungerar som en relästation för information till hjärnans olika delar t.ex. neocortex, basala ganglierna, limbiska systemet och lillhjärnan (se fig. 7). Nästan alla delar i hjärnbarken sänder eller tar emot information från thalamus som är uppbyggd av grå substans och utgörs av flera delkärnor som hanterar information i hjärnans neurala nätverk. Thalamus är del av de subkortikala loopar som bidrar till hur sinnesintryck laddas med emotionellt värde.

Luktsinnet, vilket är vårt äldsta sinne, är till skillnad från övrig perception kopplat direkt till det limbiska systemet utan att passera thalamus. Normalt är synsinnet prioriterat bland hjärnans sinnesuttryck med sina ofta exakta personliga minnen medan luktsinnet har en kraftfullare och direkt inverkan på den emotionella reaktionen.

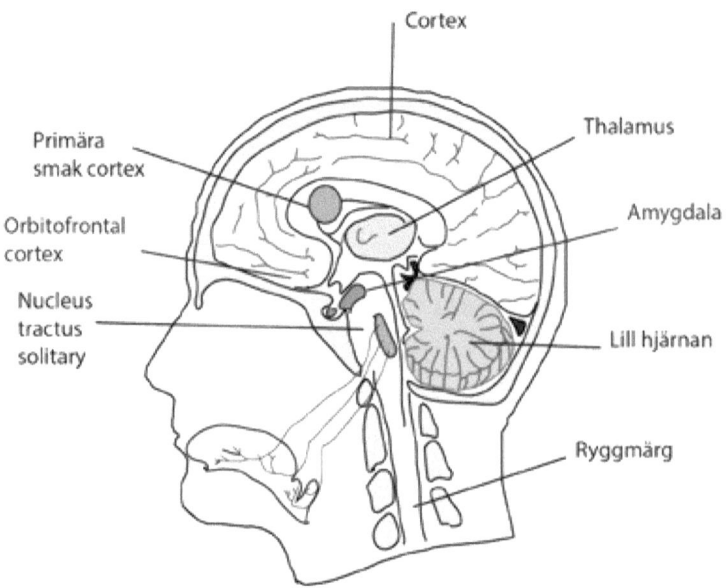

Fig. 7 *Anatomi hjärnan*

I sin roman *"På spaning efter den tid som flytt"* ger författaren Marcel Proust en målande beskrivning av de barndomsminnen som framkallas av doften från att äta en madeleinekaka doppad i lindblomste. Dessa doftminnen förde författaren tillbaka till sin barndom där hans tante Leonie serverade dessa tillbehör före söndagsmässan. Proust poängterade att dessa smak- och luktminnen har en stark inverkan på speciellt barns minnesbilder där doften från modern och andra upplevelser finns lagrade som kompletta avtryck och kan framkallas av sekundsnabba doftstråk.

Ett citat från boken ger en föreställning om dessa minnens genomslagskraft: " *Men då ingenting annat återstår av en gången tid, när människorna har dött och tingen förintats, så lever ännu doft och smak ensamma kvar; bräckligare men livskraftigare, mera immateriella, mera trofasta och längre kvardröjande. Som döda människors själar dröjer de ännu länge kvar bland minnena efter allt det andra; de minns, väntar, hoppas och bär som på en nästan oskönjbar liten vattendroppes yta minnets oerhörda byggnad* ".

En del av den omedvetna reaktionen på luktsignalerna sker via luktsinnets direkta koppling till bl.a. amygdala där eventuella farliga substanser som rutten mat eller förorenat vatten kan ge omedelbara kväljnings symptom för att förhindra förtäring. Lagring av doftminnen sker via hippocampus som bl.a. är inblandad i långtidslagring av självbiografiska eller episodiska minnen vilka ofta innefattar platsinformation, lukt, smak, syn och hörselminnen. Hippocampus hanterar samordning av dessa minnesfragment vilka ligger lagrade på olika ställen i cortex och som återkallas i respektive sinnescentrum vid återaktivering av minnet. Vid lagring av doftminnen finns även den emotionella aspekten med som aktiverar belöningscentrum eller väcker avsky mot obehagliga dofter. Piriforma cortex kan identifiera feromoner vilka kan påverka hypotalamus hantering av hormoner som aktiverar intresset för sexuella signaler från det motsatta könet. Den medvetna nivån är den orbitofrontala cortex i pannloben där dofterna påverkar en persons reaktioner på luktinformationen.

Känselsinnet är viktigt under barnets uppväxt för att skapa emotionell trygghet och utveckla den motoriska förmågan. Ett nyfött barn har en medfödd sugreflex när det känner taktil kontakt med moderns bröst. Taktil beröring utlöser ofta olika känslouttryck som vid t.ex. förälskelse då parterna har nära till kyssar och smek eller motsatt när en knuff kan utösa vrede ledande till våldshandlingar.

Alla sinnesintryck kan utlösa känslominnen som t.ex. att en person som via synen ser en pinne på skogsstigen kan gripas av panik beroende av orm-fobi eller att ett oväntat högt skri kan utlösa en flyktreaktion.

Psykomotoriska funktioner

Den viktigaste skillnaden i motoriska funktioner mellan människan och lägre arter är att människan har ett talorgan dvs. muskler kring luftvägar och stämband så att hon kan frambringa en stor variation av ljud. Denna förmåga har lett till att ett symbolspråk har kunnat utformas.

Människan har också differentierat handens motoriska förmåga. Fingrarna kan utföra komplicerade rörelsemönster som exempelvis vid kirurgiska ingrepp. Människans hand och talorgan är i hjärnan styrda av förhållandevis stora barkområden vilket visar att handens motorik och talet har stor betydelse för mänskligt beteende.

Intellektuella funktioner

Den psykiska funktion som är mest differentierad är det logiska, abstrakta tänkandet dvs. förmågan att organisera sinnesintryck i logiska system. Detta har gett möjlighet till en enorm teknisk utveckling. De i historisk tid använda trummorna för kommunikation mellan boplatserna har i modern tid ersatts med en World Wide Webb som på några sekunder förmedlar information över hela jordens yta. De historiska grottmålningarna motsvaras i dag av teven, och spikklubbor har blivit interkontinentala missiler. För att en individ skall kunna anpassa sig till och klara av denna intellektuella och tekniska utveckling krävs skolning. Förskola, nioårig grundskola, gymnasium och högskola ägnar mesta tiden av undervisning åt att intellektuellt programmera den moderna människans hjärna. De "learning sets" eller med modernt språkbruk den programvara som matas in i den intellektuella hjärnans hårddisk (minnesområden) är resultatet av generationers erfarenhet (Fig. 8).

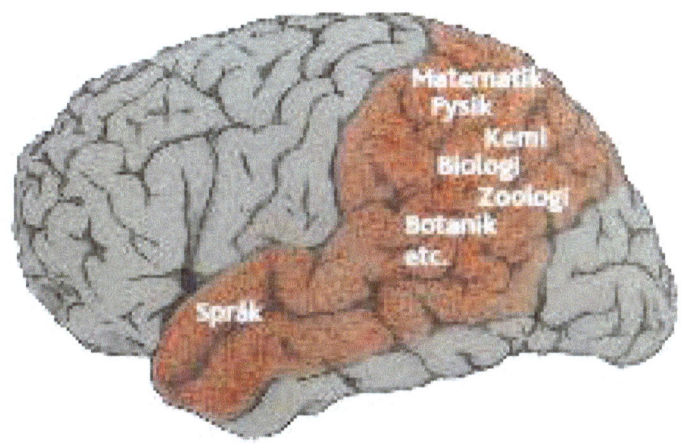

Fig. 8. Hjäss- (parietal) och tinning- (temporal) loberna är delar av hjärnbarken som representerar intellektuell kapacitet.

Emotionella funktioner

När en människa stimuleras, medvetandegörs inte bara en tanke utan även en känsla d.v.s. en förnimmelse av lust eller olust. Känslan medvetandegörs i främre delen av hjärnans pannlober och ger upphov till känsloassociationer dvs. väcker till liv tidigare känslominnen. Dessa känslominnen organiserar vi också i system som beskriver vår omvärld efter skalan lust-olust. Denna psykets förmåga kallas här emotionell kapacitet. Medan det mänskliga psykets intellektuella förmåga påtagligt differentierats tack vare tal- och skriftspråket, har den emotionella förmågan inte differentierats i samma utsträckning. Det verbala språket har lånats för att uttrycka känslor, men används ofta för att dölja i stället för att visa dem. Det *emotionella språket* är ett kroppsspråk, inte ett symbolspråk. Detta parakommunikativa språk, i form av utlevelse av känslor står kvar på en tämligen obearbetad nivå. Det är troligen detsamma som det emotionella språk människor hade för tusentals år sedan. Inte minst i brist på ett nyanserat emotionellt språk har *emotionell erfarenhet* inte systematiskt kunnat insamlas och föras vidare från generation till generation. Erfarenheten har inte heller prövats såsom intellektuell kunskap prövas inom vetenskapen.

Ojämnt utnyttjande av mentala funktioner

I tidig historisk tid tränades sannolikt framför allt motoriska funktioner, eftersom de gav individen omedelbara fördelar. Den snabbaste och starkaste kunde dominera. Under senare årtusenden har intellektuella funktioner prioriterats, eftersom dessa gett (omedelbara) vinster. Muskelmänniskan ersattes av den intellektuella människan. Desmond Morris beskriver detta underhållande i sin bok "Man watching" (1982): "Muscle power has given way to inherited power, manipulated power and creative power. The top-muscle-men have been superseded by top Inheritors, top Fixers and top Talents".

Trots den moderna människans höga intellektuella kapacitet kan hon likväl inte skapa en dräglig och harmonisk tillvaro på jorden. Hon saknar moralisk mognad och handlar trångt egoistiskt. Barash (1981) skriver i sin bok "Det viskar därinne" att människan liksom alla andra varelser styrs av de "själviska generna". Han menar att vårt beteende är totalt egoistiskt. Den styrande principen för vårt beteende är att våra gener skall fortplantas. Även om man accepterar detta krassa synsätt behöver det inte betyda att man skall handla kortsiktigt egoistiskt. Man kan vara förnuftigt egoistisk vilket innebär att man mer ändamålsenligt lär sig kontrollera den del av beteendet som styrs av känslor. Med hjälp av såväl en mer skolad emotionell förmåga som en hög intellektuell kapacitet kan mer vidsynta och långsiktiga beslut fattas. Människans emotionella mognad släpar dock långt efter den intellektuella.

Den ojämna utvecklingen av psykiska förmågor kan åtminstone delvis förklaras av att en "ond cirkel" uppstått. I förciviliserad tid var det en fördel om kommunikationen mellan gruppens medlemmar fungerade bra. Språket och senare skriftspråket utvecklades för att förenkla och förbättra kommunikationen. Det talade språket lämpar sig emellertid bäst för intellektuell kommunikation och mindre bra för utbyte av känslomässig erfarenhet. Det verbala språket blev ett hjälpmedel för teknisk utveckling. Favoriseringen av intellektuell kommunikation fick till följd att samhällen skapades, i vilka den intellektuellt "högtstående" individen (kunnige) hade de största förutsättningarna att nå makt, medan den intellektuellt "lågtstående" (okunnige) individen tvingades till underkastelse. Om principen för byggandet av ett samhälle skall vara att så många som möjligt har det så bra som möjligt, blir denna "intellektets hierarki" en dålig princip.

36

Intellektets diktatur

Den intellektuella kapaciteten är ett viktigt instrument som den moderna människan använder för att nå sina mål. Som angivits ovan är den emotionella kapaciteten mindre differentierad än den intellektuella och denna obalans får betydelse i flera sammanhang, inte minst när det gäller att utforma ett samhälle. Den intelligente, dvs. den verbala och smarta människan sitter i bestämmande position i alla samhällssystem vad de än kallas.

Intellektets diktatur kan uppträda i olika klädedräkter. Ur historisk synpunkt är kanske den "religiösa förklädnaden" den vanligaste. Om förklädnaden är korstågsfararens, jesuitordens, påvens, prästens eller biskopens är ointressant; genomgående är att den intelligente (bildade) har utnyttjat den ointelligente (obildade). Under senare historisk tid har även "profana klädedräkter" använts för att skyla "intellektets diktatur" såväl feodalvälde, adelsmannavälde och kapitalism (aktieklippare) är företeelser i vilka den intellektuellt kunnige utnyttjar den mindre intellektuellt kunnige.

DEL II

Intellektuell och emotionell kapacitet

Intellektuell kapacitet

Det är svårt att definiera psykiska funktioner. Psykologiska test kan vara till hjälp, men många av dessa avgränsar sammansatta funktioner. En funktion som man med viss framgång kan avgränsa är den intellektuella kapaciteten. Den har definierats på flera sätt, och i detta sammanhang gäller att människans hjärna vid stimulering på ett sakligt sätt analyserar och efter logiskt uppbyggda mönster inordnar de stimuli som registreras i en minnesbank. Tidigare saklig erfarenhet ges därigenom möjlighet att påverka individens svar på stimuli. Den intellektuella minnesbanken finns huvudsakligen i hjäss- och tinninglobernas bark (Fig. 7).

Med psykologiska test kan en individs förmåga till logisk analys mätas, och denna förmåga kallas intelligens eller intelligenskvot (IQ). IQ är en siffra man får efter intelligensmätning som speglar förhållandet mellan intelligensålder och kronologisk ålder. Kognition är ett än vidare begrepp, som omfattar hjärnans totala förmåga att ta emot stimuli, bearbeta dem och ge ett svar. Ordet kognition kommer från latinets "co" (tillsammans) och "gnoscere" (tänkande, kunskap).

Det finns individuella skillnader i intellektuell kapacitet. Våra gener ger oss varierande förutsättningar (genotyp, intellektuell hårddisk). Genom olika grad av träning (programmering, skolning) utnyttjar vi de förutsättningar våra gener gett oss och får därmed en förvärvad intellektuell kapacitet (fenotyp). Man kan med hjälp av psykometriska test mäta intellektuell kapacitet. I en normalpopulation följer fördelningen i stort en normalfördelningskurva (Fig. 9). I en svensk kohort exempelvis är som regel omgivningsfaktorerna tämligen lika varför det huvudsakligen är de ärftliga faktorerna som påverkar kurvans utseende.

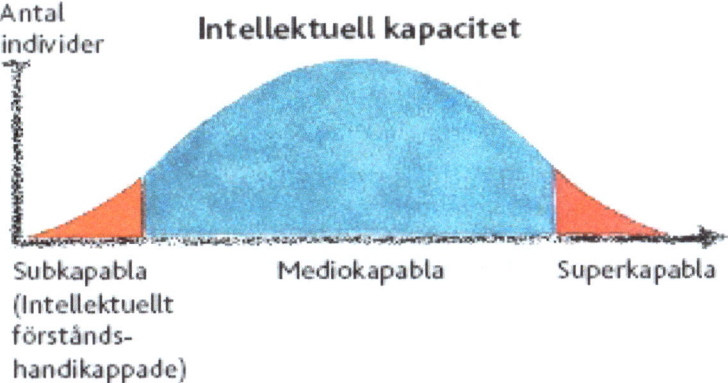

Fig. 9. Den intellektuella kapaciteten i en normalgrupp av människor varierar i stort efter en normalfördelningskurva. Extremvarianterna utmärker sig eftersom de skiljer sig märkbart från normen.

I en undersökning "The Lothian birth cohort " (Gow et al 2005) skattades c:a 550 människor med skalor som mäter livstillfredställelse (satisfaction with life). Försökspersonernas IQ hade mätts såväl vid 11 som 79 års ålder. Det överraskande resultatet var att skattad livstillfredställelse (vid 79-år) vare sig hade samband med IQ nivån vid 11 eller vid 79 års ålder. Inte hellre förändringen av IQ mellan 11 och 79 år hade samband med livstillfredställelse. Författarna hade förväntat sig ett samband eftersom hög intelligens uppfattats vara viktigt för att lyckas i det moderna samhället (highly valued resource in this society). Intellektuell kapacitet är tydligen inte en avgörande faktor för att en människa skall nå livstillfredställelse.

Sjöbrings personlighetsvariabler

Professorn i psykiatri H. Sjöbring i Lund angav att vid normalfördelade variabler som exempelvis intelligens är det *extremvarianterna* som ganska lätt kan identifieras och karakteriseras. Han beskrev vad som är karakteristiskt för individer som är intellektuella extremvarianter dvs. sub- respektive superkapabla. Den subkapable (förståndshandikappade) är begränsad, onyanserad och trögtänkt med begränsad förmåga till bearbetning och hans lösningar på problem blir konkreta. Den superkapable är vidsynt, nyanserad och snabbtänkt. Sjöbring säger dock att en persons mognadsgrad, i detta ords vanliga betydelse, även är beroende av andra personlighetsdrag än intelligens.

Sjöbring kompletterar i sin personlighetslära variabeln intellektuell kapacitet med andra personlighetsvariabler (personlighetsrötter) som validitet, stabilitet och soliditet.

Validitet uppfattas vara en variabel som beskriver den mentala energitillgång individen förfogar över. Den subvalide är tillbakadragen, försiktig, osäker, osjälvständig samt vanebunden, noggrann och petig. Den supervalide däremot är vaken, företagsam, lugn och säker samt dessutom självständig och effektiv.

Variationer i känslors omfång kallar Sjöbring "stabilitet" och innebär att människor som är substabila är varma, personintresserade och medkännande samt konkreta och verklighetsinriktade. Människor som är superstabila är kyliga och har en distanskänsla. De är dessutom idéinriktade och abstrakta.

Soliditet är en personlighetsvariabel som avser beskriva känslors rörlighet och kvalitet. Den subsolide individen är snabb, rörlig, omedelbar, känslostyrd och beskrivs dessutom som behaglig men subjektiv och osaklig. Den supersolide är stadig, sansad, kringsynt och eftertänksam samt dessutom objektiv, saklig och konsekvent till tråkighet.

Sjöbrings personlighetslära fick inte den internationella uppmärksamhet som den sannolikt förtjänade. Hans geniala sätt att beskriva personlighetsrötter var strikt biologiskt förankrat och var inte i harmoni med de freudianska tänkesätt som dominerade under mitten av 1900-talet. Personlighetsläran har beskrivits av hans efterträdare professor Erik Essen Möller i ett supplement till Acta Psychiatrica Scandinavica (Essen Möller 1973)

Det som Sjöbring kallar soliditet består enligt vårt sätt att se av två av varandra oberoende variabler. Dels ingår affektrörlighet, med vilket menas en individ som varierar kring axeln snabba, rörliga/stadiga, sansade affekter, dels ingår förmågan att bearbeta känslor med vilket menas att individen varierar kring axeln subjektiv, egocentrisk/objektiv, empatisk. Genom att avskilja den senare variabeln från Sjöbrings soliditetsbegrepp får man fram en personlighetsvariabel som kan antas omfatta förmågan till emotionell bearbetning dvs. emotionell kapacitet.

Emotionell kapacitet

Då en människa stimuleras inte bara tänker utan också känner hon. Med känsla avses här en förnimmelse av lust eller olust, som medvetandegörs i situationen och som individen ger uttryck åt bl.a. i mimik, motoriskt beteende och vegetativa reaktioner (emotioner) (Gottfries och Roos 1994). Känslorna lagras i minnesområden i pannlobernas främre del. Det som här kallas emotionell kapacitet är förmågan att reagera känslomässigt rationellt enligt tidigare gjord emotionell erfarenhet.

Med vår *intelligens tolkar* vi logiskt det som händer och med våra *känslor värderar* vi det som händer efter skalan lust-olust. Huvudprincipen är att olust betyder fara eller att man skall undvika beteendet, medan lust betyder välbefinnande och att beteendet kan upprepas.

En av de första teorierna om emotioner framfördes 1884 av den amerikanske psykologen och filosofen William James och den danske psykologen Carl Lange. Enligt "James-Lange teorin" upplever vi en emotion som en reaktion på fysiologiska förändringar i kroppen dvs. känslan är en följd av den kroppsliga reaktionen. Detta skulle innebära exempelvis att vi känner oss sorgsna därför att vi gråter och inte tvärtom. Självfallet har denna uppfattning attackerats, även om man inte utesluter att fysiologiska reaktioner i kroppen kan ge upphov till känslor. Det kan tom vara så att den kroppsliga reaktionen omedvetet föregår den medvetandegjorda känslan.

Kritik mot teorin framfördes 1927 av den amerikanske fysiologen Walter Canon och senare också av Philip Bard som i stället formulerade teorin "the Canon-Bard theory of emotion". Enligt denna kan emotioner uppkomma utan att de föregås av fysiologiska rektioner i kroppen. Exempelvis upplever djur emotioner även om de fått ryggraden avskuren och det sensoriska flödet av impulser från kroppen till hjärnan blockerats. Även människor som fått en ryggmärgsskada upplever känslor trots att impulsflödet från kroppen via ryggmärgen är blockerat. Ett annat motbevis mot James-Lange teorin är att kroppsliga reaktioner är tämligen stereotypa medan emotioner varierar på ett mer påtagligt sätt. Dessutom kan kraftiga kroppsliga reaktioner som hjärtklappning och svettning förekomma vid infektionssjukdomar utan att dessa leder till emotioner över huvud taget.

En industriolycka som drabbade en arbetare vid namn Phineas Gage 1848 kan på ett dramatiskt sätt illustrera hjärnbarkens och pannlobernas betydelse för emotioner. En dag när Phineas Gage sysslade med sprängämnen inträffade en olycka som gjorde att han fick en järnstång genom kindens ben bakom vänster öga rakt igenom vänster pannlob. Järnstången kom ut genom övre skalltaket. Otroligt nog kunde Gage sitta upp under transporten till ett närliggande hotell och senare till sjukhus och själv gå uppför trappor. Trots att Gage förlorade blod och fick infektioner i såret kunde han en månad efter olyckshändelsen lämna sjuksängen och promenera omkring i staden där sjukhuset var beläget.

Händelsen publicerades av doktor John Harlow 1848 i artikeln "Passage of an Iron Rod Through the Head". Dr Harlow följde upp sin patient och 1868 publicerade han en andra artikel " Recovery from the Passage of an Iron Bar Through the Head " av vilken framgick att Gage var tämligen väl återställd frånsett att hans personlighet drastiskt och permanent förändrats. Från att ha varit en effektiv förman beskrevs han på följande sätt "*He is fitful, irrelevant, indulging at times in the grossest profanity (which was not previously his custom), manifesting but little deference for his fellows, impatient of restraint or advice when it conflicts with his desires, at times pertinaciously obstinate, yet capricious and vacillating, devising many plans of future operations, which are no sooner arranged than they are abandoned in turn for others appearing more feasible ... His mind was radically changed, so decidedly that his friends and acquaintances said he was "no longer Gage*". Enligt dr Harlow var Gages personlighet betydligt mer förändrad än hans intellekt. Phineas Gage öde visar på ett dramatiskt sätt vilken betydelse pannloberna har för att styra en människa i den emotionella världen. De skador Phineas Gage fått gjorde honom kraftigt invalidiserad i sociala sammanhang vilket inte kunde kompenseras av hans intakta intellektuella kapacitet.

Uppenbart har pannloberna och vissa delar av tinningloberna betydelse för emotionella funktioner och inlagring av känslominnen. Mera basala, fylogenetiskt äldre avsnitt med betydelse för emotionell funktion är förlagda till andra områden inom de limbiska strukturerna. Amygdalakärnan är en viktig knutpunkt i de kretslopp som styr emotionella funktioner.

I Damasios bok "Descartes misstag" (1999) finns en noggrann genomgång av pannlobsskadors betydelse för känslomässig förmåga och personlighet. I en senare 2016 utkommen bok "Emotions, learning and the brain" av Mary Helen Immordino-Yang utvecklar Damasio ytterligare sin syn på känslor. Intellektuella funktioner (tankar) och emotionella funktioner (känslor) hålls isär. I boken framhålls att det är tankar (intellektuell förmåga) och inte emotioner som styr vår kognition och vårt beteende. Emotioner liknas vid ett roder som styr vårt sätt att tänka. Vid frontallobsskador mister man styrförmågan att tänka. Patienter som tidigt visat sig ha otillräcklig styrförmåga kan antas ha tidiga frontallobsskador.

Damasio framhåller vidare att känslor är resultatet av att hjärnan under evolutionens gång avläst kroppen och att känslor utspelas på kroppens teater. I boken betonas emotionella funktioners stora betydelse för inlärande. De framställs inte som en personlighetsvariabel utan som ett roder som styr den intellektuella förmågan och som genom erfarenhet ständigt kan ge en förbättrad styrning. I och med att emotionell kapacitet inte ses som en personlighetsvariabel uppfattar man inte att den emotionella förmågan har en genetiskt betingad normalfördelning dvs. plus eller minusvarianter. Känslor är inlärda beteenden. Damasio diskuterar inte utbildning, programmering eller skolning av känslor. Test med kortlekar presenteras och används för att lära individen emotionella misslyckanden; testen används inte för att mäta någon variation i emotionell kapacitet.

Vår uppfattning om emotionell kapacitet skiljer sig från Damasios genom att vi antar att emotionell kapacitet är en personlighetsvariabel dvs. en generell variabel som är normalfördelad med extremvarianter i form av sub- och superkapacitet. Den av gener formade hårddisken kan programmeras olika effektivt. Emotionell kapacitet kan bli föremål för utbildning på samma sätt som vi programmerar vår intellektuella kapacitet.

För att emotionella associationer skall kunna aktiveras krävs emotionell minnesförmåga dvs. en bank av känslominnen. Ett känslominne är inte en med ordsymboler beskriven känsla utan en på associativ väg uppkommen förnimmelse av lust eller olust. Att vi har ett emotionellt minne är uppenbart, exempelvis vid objektsförlust. Den som förlorat en kär anhörig känner en kraftig olust under lång tid. Det emotionella minnet kallar vi då för sorg eller saknad.

Att människan har ett speciellt minne för känslor får stöd av försök gjorda av Van Stegeren 1998 vid vilka två grupper av försökspersoner fick inta beta-adrenerga receptorblockerare, dels sådana som kunde penetrera blod-hjärnbarriären (propranolol) och sådana som enbart hade effekt utanför hjärnan (nadolol). Minne för videoinspelade emotionella stimuli prövades och det visade sig att försökspersoner som fått centralt verkande beta-blockerare hade reducerad förmåga att minnas emotionella händelser. Författarnas slutsats var att för att minnas även milda emotionella händelser krävs en aktivering av centrala betareceptorer.

I psykologilitteraturen finns ett olustigt försök med pojken "Albert", 11 månader beskrivet (Watson 1920). Pojken var på normalt sätt rädd för höga och oväntade ljud. Experimentet gick ut på att studera om denna rädsla kunde överföras till ett annat sammanhang. En vit råtta släpptes in till pojken som sträckte sig efter djuret. I samma ögonblick som han vidrörde djuret, åstadkoms ett kraftigt ljud som skrämde pojken. Detta upprepades några gånger och följden blev att pojken drog till sig handen när råttan närmade sig. Snart blev pojken rädd för råttan så fort han såg den. Det visade sig också att pojkens rädsla som överförts från det obehagliga ljudet till råttan också överförts till en kanin, en hund, en skinnbit och en mjuk garnhärva. Pojken reagerade på samtliga antingen med gråt eller med att krypa bort trots att inga obehagliga ljud framkallades. Experimentet säger en del om hur beteenden byggs upp.

De flesta stimuli vi erfar i det dagliga livet väcker känslomässiga minnen men de är ofta så svaga att de inte alltid når klart medvetande. De har likväl betydelse för vårt handlande. Känslomässigt stora händelser som den dag vi började skolan, den dag vi avlade examen, det första samlaget, bröllopsdagen, nära anhörigs bortgång, färjan Estonias undergång, Berlinmurens fall, elfte september 2001 etc. bränner sig mera tydligt in i vårt minne.

Man kan anta att vår emotionella förmåga är maximalt utvecklad i 25-30 årsåldern, först då är nämligen pannloberna fullt utvecklade. Under hela livet får vi ökad känslomässig erfarenhet (kunskap) vilket innebär att vi mer och mer kartlägger vår omgivning känslomässigt. I vårt emotionella minne memorerar vi vilka människor, vilka platser, vilka händelser etc. som innebär lust och vilka som innebär olust och dessa känslominnen påverkar vårt beteende.

Av intresse är att den intellektuella kapaciteten är fullt utvecklad i 15-års ålder dvs. minst tio år före den emotionella kapaciteten. Detta innebär att människan i åldern 15 till 30 år har en fullt utvecklad förmåga att fatta intellektuella beslut medan den emotionella mognaden släpar efter och beslut fattas som senare kanske ångras.

Känslors indelning

Det har gjorts ett flertal försök att på ett systematiskt sätt beskriva och dela in känslor. Självfallet kan känslor beskrivas med ord men det år då uppenbart att orden kan uttrycka känslor som vederbörande egentligen inte har men som är passande att visa upp i situationen. Känslorna silas genom det intellektuella filtret. Tal och skrift är därför inte alltid lämpliga att använda då man skall beskriva känslor.

Lust och olust

Redan juristen och filosofen Jeremy Bentham skrev 1789 i sin bok "An Introduction to the Principles of Morals and Legislation" att människan styrs av två herrar: lust och olust. Det som driver människan framåt antas idag vara belöningar (rewards) och straff (punishments) och det är sedan länge konstaterat att hjärnan har instanser som är inblandade i dessa lust- och olustcentra (reward/pleasure systems respektive punishment systems). De sitter inte perifert utan centralt (i centrala nervsystemet) och är evolutionärt gamla.

Man har studerat lust- respektive olust-centra hos råttor. Man apterade elektroder i hjärnan och skickade in strömstötar för att se vad som hände. Det var ingen liten del av råtthjärnan som hyste lust-"centra" och vars stimulering uppenbarligen var behaglig för djuret. Råttor som fick lära sig att själva utlösa den lustgivande elektriska stimuleringen kunde komma upp i 7000 självstimuleringar i timmen. En apa försatt i samma experimentella situation föll utmattad i sömn efter tjugo timmars "arbete" och tiotusentals stimuleringar.

Även människor har fått pröva på dessa experiment. De har kunnat rapportera att stimuleringen skänkt känslor av lättnad, avslappning, av leende, ro och stor tillfredsställelse. Andra har kunnat rapportera att stimuleringen helt undanträngde smärtförnimmelser.

Basala känslor

Charles Darwin uttryckte 1872 i sin bok "Expressions of the emotions in man and animal" att djur och människor hade en del gemensamt i hur man uttrycker känslor. Han ansåg att känslor som t.ex. sorg, glädje, avsky och rädsla är universellt mänskliga och medfödda (genotyp). Professorn i psykologi Paul Ekman beslöt under 1960 talet att undersöka detta förhållande hos en urbefolkning på Papua Nya Guinea som inte hade varit i kontakt med västerländsk kultur. Genom att iscensätta situationer av t.ex. glädje och sorg dokumenterade han deras ansiktsuttryck. Detta är känslor som identifierats i olika kulturer och som igenkänns genom karakteristiska ansiktsuttryck. Resultatet visade att ansiktsuttrycken är generella och medfödda. Ekman systematiserade ansiktsuttrycken och angav sex grundläggande mänskliga känslor, se tabell nedan.

- Glädje - Svårmod (happiness – sadness)
- Rädsla – Ilska (fear – anger)
- Överraskad - Äckel (surprise – disgust)

Sammansatta känslor

Förutom de basala känslorna har människan utvecklat sitt verbala språk och därigenom kunnat differentiera hur man intellektuellt tolkar olika känslouttryck/emotioner. Om man t.ex. i engelska språket slår upp hur många ord som definierar olika känslor kan man identifiera 100-tals ord/ begrepp som t.ex. love, submission, shame, curiosity eller relief (kärlek, underkastelse, skam, nyfikenhet eller lättnad). Om man undersöker hur känslor namnges i olika språk kan man konstatera att vissa ord för känslor kan saknas eller andra känslouttryck kan finnas upptagna.

I anglosaxisk litteratur anges ofta de två dimensionerna "Valence" respektive "Arousal" för att klassificera känslor. Valence beskriver om en känsla klassas som god eller dålig, aptitlig eller motbjudande och olika känslor graderas ofta efter en skala med 5 eller 7 punkter. Den andra dimensionen är arousal vilken representerar graden av intensitet i känslan. Till exempel känslan rädsla kan beskrivas som nervositet, rädsla eller panik beroende av den upplevda intensiteten (arousal). Skalorna för "valence" respektive "arousal" är inte oberoende då det finns en tendens att mycket negativa eller mycket positiva känslor är associerade med hög intensitet.

Under senaste århundradet har det framlagts ett 90 tal olika definitioner av känslor/emotioner men det finns ingen vedertagen generell definition. Ett flertal forskare har försökt systematisera beskrivningen av känslor/ emotioner genom olika ofta färgkodade diagram. Man anger känslan med t.ex. färgkoder i en dimension avseende valence och arousal i en dimension med intensitets modulation av färgen.

Ett exempel ges i figur 10 definierad i boken Emotions and Life av professor Roger Plutchik (R. Plutchik, 2003). I boken avbildas Plutchik`s hjul, i vilket känslor ordnade enligt intensitet avbildats i olika färger. Mer intensiva känslor står i centrum av hjulet. Vrede är en starkare form av ilska, medan irritation är den svagare. Plutchik´s hjul bygger på förekomsten av 8 bipolära känslor - glädje kontra sorg, ilska mot rädsla, acceptans kontra avsky och överraskning mot förväntan.

Kännande har också beskrivits som en slags homeostatisk process. Varje känsla har en funktion och enligt Plutchik`s "integrativ teori" är den baserad på evolutionära principer. Som framgår av diagrammet tjänar rädsla en evolutionär funktion att hjälpa oss fly till säkerhet och ilska hjälper oss att övervinna ett upplevt hinder.

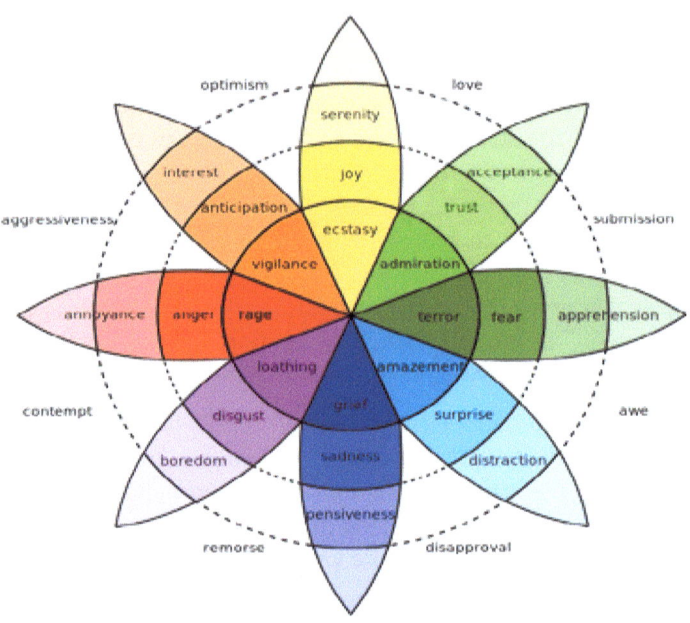

Fig. 10. *Från Wikipedia*

(https://en.wikipedia.org/wiki/Robert_Plutchik#/media/

File:Plutchik-wheel.svg)

Andra sätt att försöka indela känslor är att tala om grundläggande känslor. Dessa kan kombineras liksom vi kombinerar primära färger för att bilda komplexa emotionella kombinationer. I nedanstående diagram (fig 11) har olika grundläggande känslor från Plutchik`s hjul kombinerats mellan närliggande polära känslor eller primära, sekundära och tertiära känslor. Kärlek är en kombination av glädje och tillit, förakt och glädje kombineras för att bli självbelåtenhet etc.

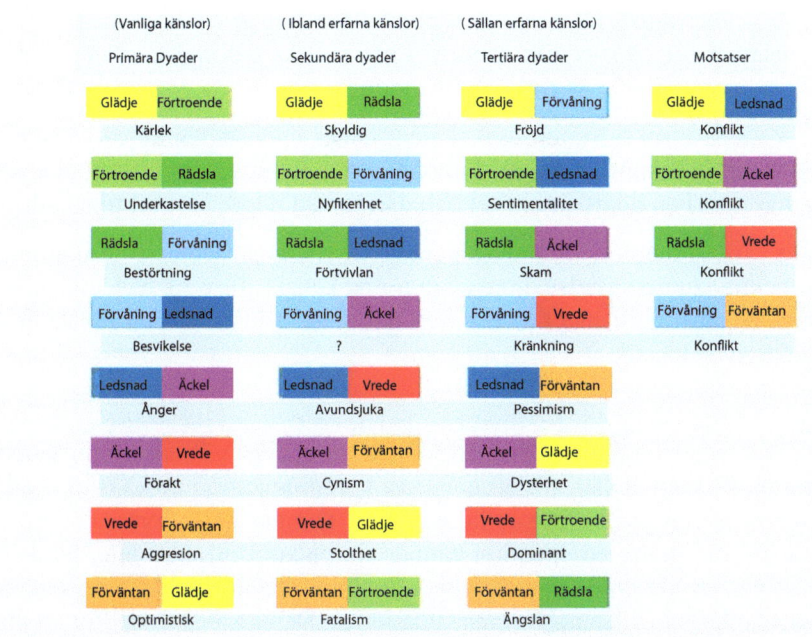

Fig. 11. *Grundläggande känslor kan också kombineras för att bilda komplicerade känslomässiga parbildningar (dyads) eller polarisering.*

En annan modell för att beskriva känslor utgående från psykologin har lanserats av Albert Mehrabian och James A Russell. Modellen beskriver och mäter emotionella tillstånd numeriskt genom tre dimensioner: Pleasure, Arousal and Dominance (PAD). Utgångspunkten är att den fysiska omvärlden påverkar en persons emotionella status.

PAD systemet representerar en tredimensionell skala med de ingående variablerna:

• Pleasure – Displeasure skalan: mäter hur stor lust respektive olust känslan är för ett specifikt stimuli. T.ex. är ilska och rädsla olustiga emotioner medan glädje är en lustfylld emotion.

• Arousal – Nonarousal skalan: mäter intensiteten av en känsla för ett specifikt stimuli. T.ex. medan både ilska och raseri är olustiga känslor så har raseri en högre intensitet och därmed ett högre arousal tillstånd.

• Dominance – Submissiveness skalan: representerar en dominans respektive underkastelse dimension för en känsla. T.ex. då både rädsla och ilska är olustiga känslor är ilska en dominant känsla medan rädsla är en undergiven känsla.

Det pågår forskning där man via datormodeller gör ansiktningsanalys genom PAD modellen för att generera kommunikation av känslor mellan människa och olika typer av humanoider. Dimensionen dominance refererar till om man i en situation känner sig ha kontroll eller inte, huruvida man känner sig kraftfull eller inte, eller huruvida man känner sig överbelastad eller inte i den uppkomna situationen. Dessa känslor medför att man upplever sig kunna påverka sin omgivning vid dominanta känslor och motsatt reaktion vid underkastelse. Den grundläggande faktorn vid dominans uppkommer emellan relationen till omgivningen och individen. I grunden för de mest primitiva känslorna ligger att känslomässigt närma sig eller undvika situationen. Mera komplexa relationer av inverkan som t.ex. sociala hierarkier eller maktstrukturer medför en anpassning av dominans. T.ex. en VD känner sig undergiven vid kommunikation med aktieägare men dominant mot sina anställda. Detta kan resultera i rädsla och ursäktande mot aktieägare men ilska och temperamentsfulla reaktioner till anställda.

PAD modellen har använts vid forskning om icke verbal kommunikation (kroppsspråk), men även i samband med konsumentundersökning vid marknadsföring och design av emotionella uttryck i virtuella simuleringar av t.ex. avatarer.

Lövheims emotionella kub

Lövheim (2011) antog att det fanns en direkt relation mellan nivåerna av dopamin, serotonin och noradrenalin och åtta basala känslor. Han föreslog en tre dimensionell modell (the Lövheim cub) i vilken de tre signalsubstanserna bildade axlar i ett koordinatsystem, se fig. 12. De åtta hörnen i kuben representerade känslor och var sålunda beroende av olika grader av de tre monoaminerna.

Utan tvekan har monoaminerna betydelse för vårt känslomässiga upplevande men troligen är Lövheims kub en alltför kraftig förenkling och kanske inte helt korrekt. Från egen forskning vet vi att dopamin, som har stor betydelse för våra belöningssystem, samvarierar mycket kraftigt med serotonin. Serotonin hämmar sexuell aktivitet och sannolikt även andra känslor. Noradrenalin däremot har i våra undersökningar inte korrelerat signifikant till de andra två signalsubstanserna utan är en transmitter som aktiveras vid fara och hot.

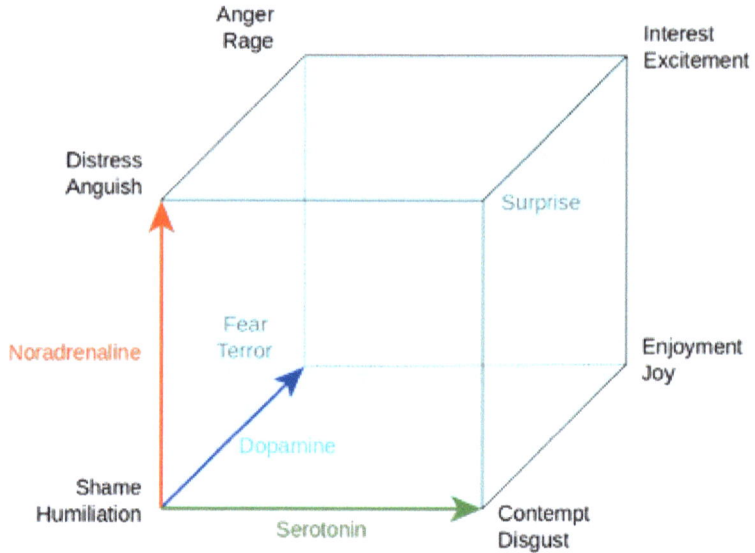

Fig. 12. *Lövheims kub.*

Ideogram

Ett **ideogram** (gr. ιδεα *idea* "idé" och γραφω *grapho* "gramma", "skriva") är ett skrivtecken som står för ett ord eller ett begrepp istället för ett språkligt ljud eller stavelse. Hit hör avbildande piktogram, till exempel 😊 , som är synonym med glad, trevlig och liknande. Medan piktogram kan förstås av människor från vilken kultur som helst, kräver andra ideogram någon slags förförståelse. Exempel på avbildande piktogram

- 😊Den glada
- 😃Den nöjda
- 😐Den likgiltiga
- 😕Den osäkra/Den besvikna"
- 🙁Den sura/Den ledsna
- 😲Den häpna
- 😉Den skämtsamma/Den flörtiga

Känslor identifierade av magnetkamera

Forskning med fMRI vid Duke University i USA, inriktad på identifiering av känslors lokalisering i hjärnans lober, har visat att man kan identifiera en försökspersons känslor (Kragel, 2016). Detta via algoritmer som matematiskt behandlar de 3D bilder som produceras av magnetkameran. I en rapport redovisas hjärnskanning av 32 försökspersoner där man kunnat identifiera deltagarnas känslor. Resultat kan visas som färgkodade kartor över utsnitt av hjärnans lober där varje känsla identifieras med upplysning av aktiva strukturer. I dessa försök kartlades följande känslor content, amusement, surprise, fear, anger, sad and neutral (nöjd, glad, förvånad, rädd, ilska, ledsen och neutral). Denna modell av känslors utbredning i hjärnan har testats i ett försök med 500 personer och med stor sannolikhet kunnat identifiera personens känsloreaktion. Forskarna tror att denna modell kan testa effekten av humörreglerande läkemedel. En framtida möjlighet är att använda modellen för att undersöka patienters känsloupplevelser i samband med psykiatriska behandlingar.

Definition av känslor enligt Damasio

Som framgår av ovan är de sätt man försöker indela känslor och emotioner många, systematik finns knappast. En mer robust indelning har gjorts av Damasio (1999) som diskuterar:

- Primära känslor
- Sekundära känslor
- Bakgrundskänslor

Primära känslor är de som är associerade med grundbeteenden dvs. de beteenden som finns redan hos reptilerna. Även de som är associerade med våra basala drifter som hunger, törst etc. räknas till våra primära känslor.

Dessa följer givna mönster inprogrammerade i vårt genetiska minne (hårddisk). Vissa känslor stegras tills de blir tillfredsställda och om de inte tillfredsställs har individen svårt att överleva. Den viljemässiga förmågan att kontrollera primära känslor är begränsad.

Sekundära känslor förvärvas efter födelsen och är programmerade av föräldrar och omgivning. De kan ändras dvs. anpassas till nya krav, vilket betyder att vi inte är utlämnade till ett en gång för alla inlärt sätt att reagera känslomässigt. Vi upplevde som barn exempelvis stor olust då homosexualitet diskuterades, det var något hemskt som tom kunde innebära fängelsestraff. Nu några tiotal år senare har olusten för homosexualitet helt försvunnit.

I princip kan vilka sekundära känslor som helst programmeras i en människas hjärna. Exempel på programmerade extrema känslor är de som ligger till grund för religiös fanatism eller som får individen att begå hedersmord eller utföra "suicidal terrorism". Vid suicidal terrorism övertygas den unga individen om att efter döden kommer "rättrogna" till himlen där alla behov kommer att tillfredsställas. Man kommer att betraktas som martyr och föräldrarna kommer att vara stolta. Dessa föreställningar blir så lustbetonade att den unga individen kan förmås att ta på sig ett "suicidbälte" och utföra en terrorhandling.

Våldsfrämjande radikalisering är ett sociologiskt fenomen där en individ eller en grupp i tilltagande grad uppfattar olagliga våldsmetoder vara legitima för att uppnå politiska målsättningar. Programmeringen av det emotionella beteende som ligger till grund för radikalisering kan ske ganska snabbt. Riskgrupper är unga män och emotionellt lågt begåvade personer. Sådana individer kan på bara några veckor anamma ett extremt beteende om de vistas i olämplig miljö. Apartheid, rasism och kvinnlig könsstympning är andra exempel på beteenden vilka betingas av programmerade sekundära emotionella (van-) föreställningar. Intellektet påverkar i ringa grad emotionella föreställningar.

Bakgrundskänslor är enligt Damasio känslor som utgör individens grund tonus. De motiverar oss att handla och beskriver vårt stämningsläge. De varar över längre tid. Normala förskjutningar inom stämningsläget brukar uttryckas som att man är "uppåt" eller "på gott humör" om förskjutningen är lustbetonad och som "deppad" eller dysforisk om förskjutningen är olustig. Vanligtvis har man ett indifferent stämningsläge. Uppenbart är att när vi är nedstämda är vi benägna att tänka pessimistiska tankar och om vi är uppåt blir tankarna mer optimistiska. Patologiska förskjutningar av stämningsläget såsom depression och mani finns beskrivna inom psykiatrin under benämningen affektiva sjukdomar.

Droger

Känslor kan framkallas med droger. Framförallt är det läkemedel som påverkar dopaminomsättningen som framkallar lustupplevelse. Detta system har därför ofta kallats belöningssystemet. Vissa missbruksmedel ger kraftiga lustkänslor och försätter våra naturliga känslor ur spel med mycket ogynnsamma konsekvenser för såväl individen som samhället. Dessa medel spelar på vårt känsloregister och när det naturliga registret inte får råda blir situationen livshotande. Missbrukaren beskriver ofta den känsla de upplever som "jag är hög".

Ibland kallas emotioner för affekter men man avser då som regel starka och ohämmade emotioner. Man hör mycket ofta att "jag har inte ord för att beskriva vad jag känner" eller "orden räcker inte till." Fortfarande är det emotionella språket inom vissa områden mer nyanserat än det tämligen unga verbala språket.

Känslors ändamål

Människan har genom tillkomst av pannloberna fått en mer differentierad förmåga att uppleva finstämda känslor jämfört med "lägre" stående arter. Sekundära känslor inlärs efter födelsen och utformas (programmeras) av vår omgivning. Olika grader av lust eller olust knyts till de flesta av de upplevelser vi har. De bestäms av och varierar utifrån vår miljö och kulturella bakgrund. Liksom annan inlärning sker programmering av känslor mest under barn och ungdomen men kan även ske senare i livet. Även omprogrammering eller anpassning kan ske dvs. känslor kan ändras så att något lustbetonat övergår att bli olustbetonat och vice versa.

Såväl primära som sekundära känslor aktiverar neuroendokrina system såsom hypotalamus-hypofys-binjurebark systemet (HPA) och det sympatiska binjuremärg systemet (SA). Ändamålet med aktiveringen är att förbereda kroppen på förväntad belastning. Kroppen försätts från ett viloläge till ett mera aktivt läge (allostas = annan balans). När individen svarat på aktuella stimuli skall kroppen normalt återgå till viloläge. I det moderna samhället finns emellertid ofta känslomässigt stressande faktorer som inte är övergående exempelvis konflikt på arbetsplatsen. Kroppen förblir i *allostas* och så småningom övergår tillståndet till en *allostatisk belastning* (ansträngd balans) som, om den får stå kvar under lång tid, ger medicinska skador.

Lustkänslor aktiverar oxytoocin-systemet (avslappningssystemet) som får kroppen att återgå till viloläge. Blodtrycket sänks och halten av stresshormoner minskar (Uvnäs-Moberg 2000).

Den emotionella kapacitetens fördelning i en normalbefolkning

Liksom vid studiet av intellektuell kapacitet kan man när det gäller emotionell kapacitet tala om genetiska förutsättningar (genotyp) och förvärvad kapacitet (fenotyp). De genetiska förutsättningarna är givna från början medan fenotypen är resultatet av hur de genetiska förutsättningarna utformats av omgivningsfaktorer. En individs fenotyp är sålunda beroende av epigenetiska förändringar beroende på den uppfostran individen får av sina föräldrar och av den emotionella "miljö" han eller hon växer upp och befinner sig i.

Med emotionell "uppfostran" avses att man på ett bestämt sätt försöker programmera emotionella beteenden hos den som uppfostras. Detta förutsätter att "uppfostraren" har emotionell kunskap (känslomässig erfarenhet) som är ändamålsenlig och värd att föra vidare. När det gäller intellektuell kunskap kan den kunskap tidigare generationer insamlat vetenskapligt granskas och lätt föras vidare med det talade eller skrivna ordet. Något bra system för att samla och föra emotionell kunskap vidare från individ till individ och från generation till generation har vi inte vilket lett till att de emotionella program som förmedlas till efterkommande generationer är oprövade och ofta inte ändamålsenliga kanske ibland direkt ogynnsamma. Föräldrar uppfostrar barn efter bästa förmåga men intuitivt i avsaknad av beprövad kunskap.

Eftersom genotypen går i arv kan en ond cirkel uppstå. Den individ som arvsmässigt har dåliga genetiska förutsättningar, kan ha föräldrar som även de är emotionellt svagt utrustade och som därför ger en bristfällig uppfostran (svag emotionell handledning). Barnets möjligheter att utnyttja sina förutsättningar optimalt blir små och den emotionella mognaden kan förbli på en onödigt låg nivå.

Om emotionell kapacitet är beroende av ärftliga faktorer, kan man anta att människors emotionella kapacitet varierar efter en normalfördelnings kurva dvs. det finns människor som lätt kan tillgodogöra sig emotionella erfarenheter, *emotionellt superkapabla*, människor som har mycket svårt att tillgodogöra sig sådan, *emotionellt subkapabla* medan de flesta ligger däremellan, *emotionellt medio kapabla* (Figur 13). Om detta stämmer bör enligt Sjöbrings synsätt extrem varianterna kunna igenkännas genom att de tydligt avviker från flertalet.

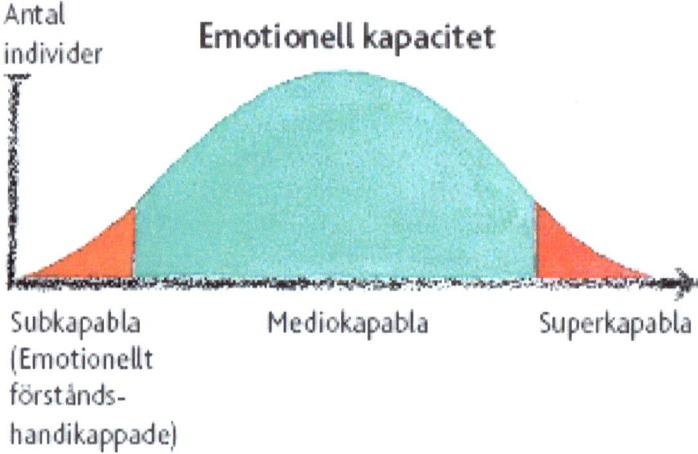

Fig. 13. *Den emotionella kapaciteten liksom den intellektuella, antas variera efter en normalfördelningskurva. Extremvarianterna av emotionell kapacitet kan antas skilja sig märkbart från normen.*

58

Emotionellt förståndshandikapp

Emotionell oförmåga innebär att omogna, omedelbara och obearbetade känslor styr individen. Drifter och behov anpassas i mycket liten utsträckning till den omgivande situationen. Det man vill ha tar man och det man vill göra gör man. Förmågan att ta hänsyn till omgivningen är begränsad. Ett emotionellt förståndshandikapp har den individ som har så ringa förmåga att tillgodogöra sig emotionell erfarenhet att han eller hon inte kan anpassa sig till samhällets minimikrav. Trots försök till korrigering av beteendet (fostran, skolutbildning, psykoterapeutisk behandling, bestraffning, etc.) kan de inte anpassa sig till de lagar och normer den "vanliga" människan följer.

Emotionellt förståndshandikapp eller grav oförmåga att hantera sina känslor väcker ofta uppmärksamhet och irritation från omgivningen. Individer med detta handikapp har beskrivits på flera sätt och getts flera namn. Den vanligaste benämningen är psykopatisk personlighet. I anglosaxisk litteratur brukar dessa individer benämnas "moral insane" (Pritchard 1835). Redan år 1891 beskrevs individer med psykopati på följande sätt av Arthur Desjardin: " –- ett särskilt själstillstånd --- som icke har något gemensamt med vanligt vansinne. Den moraliska eller "psykologiska dåren" tänker logiskt och överväger noga sina handlingar, men saknar varje moraliskt begrepp, tänker blott på sig själv och oroar sig icke för andra; allt som tjänar honom är gott; allt som går honom emot, är illa; han ser blott den innevarande stunden, och för att tillfredsställa en nyck, begår han brott".

Andra beteckningar för den emotionellt gravt omogna personligheten är abnorm personlighet, karaktärsabnormitet, tidig karaktärsstörning och sociopati. Ottosson skriver i sin lärobok i psykiatri (1988) att dessa människor inte upplever skuldkänslor, inte kan ge sig till tåls eller underordna sig moraliska regler, lojaliteter och disciplinära krav. Personlighetsavvikelsen kan visa sig tidigt.

I DSM IV (Diagnostic and statistical manual of mental disorders) diagnos nummer 301.7 F60.2 beskrivs antisocial personlighetsstörning på följande sätt:

A. Ett genomgående mönster av bristande respekt för och kränkningar av andras rättigheter som varat sedan 15-årsåldern som visar sig på minst tre av följande sätt:

(1) är oförmögen att anpassa sig till rådande normer för lagligt beteende vilket visar sig i upprepade brottsliga handlingar

(2) har ett bedrägligt beteende, vilket visar sig i upprepade lögner, bruk av falska namnuppgifter eller försök att lura andra för nöjes eller personlig vinnings skull

(3) är impulsiv eller oförmögen att planera

(4) är irritabel och aggressiv, vilket visar sig i upprepade slagsmål eller misshandel

(5) nonchalerar obekymrat såväl egen som andras säkerhet

(6) är ständigt ansvarslös, vilket visar sig i en oförmåga att etablera ordnade arbetsförhållanden eller att uppfylla ekonomiska åligganden

(7) visar brist på ångerkänslor, vilket visar sig i likgiltighet eller bortförklaringar efter att ha sårat, svikit eller bestulit någon

B. Personen är minst 18 år.

C. Det finns belägg för uppförandestörning med debut före 15 års ålder.

Det är av intresse att den antisociala personlighetsstörningen diagnostiseras först om individen är 18 år. För barn och tonåringar är ett själviskt (psykopatiskt) beteende inte så påtagligt avvikande att det uppfattas som patologiskt. Ofta kan en vuxen psykopatisk person uppfattas som om han eller hon reagerar på ett barns eller en tonårings nivå. Det är åldern som gör att beteendet uppfattas som avvikande.

De diagnostiska beteckningar som nämnts ovan pekar på att man ibland beskriver ett syndrom och ibland det socialt avvikande beteendet. Många uppfattar tillståndet som en sjukdom, ett resttillstånd efter en hjärnskada eller en av omgivningen betingad karaktärsavvikelse. Ofta när psykopati beskrivs pekar man på en individ med gravt kriminellt beteende men som samtidigt är intelligent och verbal. Det finns emellertid människor med emotionellt förståndshandikapp som inte är antisociala men som likväl har oförmåga att anpassa sig till omgivningens krav. Exempelvis får den asteniske (kraftlöse) psykopaten en svag identitetskänsla och en i grunden låg självkänsla, medan den steniske (kraftfulle) individen blir "ledaren". Om den emotionellt handikappade individen är utrustad med hög intelligens, får vi kanske en individ som är ekonomisk brottsling men som också kan bli en kreativ forskare. Det emotionella handikappet är en viktig riskfaktor för psykopati men handikappet betyder inte ovillkorligen att individen blir antisocial.

Att emotionellt förståndshandikapp är ärftligt betingat får stöd av en dansk undersökning som gällde personer som bortadopterats i tidig ålder (Schulsinger 1972). Man fann att psykopati var betydligt vanligare bland de biologiska släktingarna till fosterbarn som utvecklat psykopati än bland icke biologiska anhöriga som psykopaten växt upp tillsammans med.

De individer som av genetiska faktorer fått ett emotionellt förstånds-handikapp är ingen avgränsad grupp utan det finns gradvisa övergångar till normal emotionell mognad. Exempelvis används inom psykiatrin benämningen psykoinfantil och man avser då en person som har ett känslomässigt omoget eller "barnsligt" beteende dock inte så avvikande att det kan jämställas med psykopati.

Ett emotionellt förståndshandikapp är sannolikt minst lika invalidiser-ande och svårt att bära för den enskilde individen som ett intellektuellt förståndshandikapp.

Emotionellt superkapabla

Den andra extremvarianten, dvs. den emotionellt superkapable, är svårare att känna igen. Han eller hon kombinerar på ett harmoniskt sätt tillfredsställelse av de egna behoven med omgivningens krav. Den emotionellt superkapabla människan når hög livskvalitet utan konflikter med omgivningen bl.a. tack vare förmågan till impulskontroll och långsiktig planering. Att göra karriär eller bli kändis är i sig ingen målsättning och kan kanske ibland medvetet undvikas. I harmoni med sig själv genomför den emotionellt superkapable sin arbetsinsats och fritiden präglas av en samklang mellan kreativ och rekreativ tillvaro med såväl sig själv som sin närmaste omgivning.

Nedanstående uppställning är hämtad från läroböcker som beskriver en "mogen" person vilket kan motsvara en emotionellt superkapabel person:

- Individen kan behärska och ändamålsenligt bearbeta lust och olust.

- Individen har förmåga att värdera sig själv objektivt.

- Individen är oberoende.

- Individen har självförtroende.

- Individen är verklighetsförankrad och flyr inte till fantasier.

- Målsättningarna är realistiska och inom individens förmåga.

- Behovstillfredsställelse kan anpassas till inte bara stundens utan även framtidens behov.

- Individen kan balansera sina egna intressen mot andra individers och samhällets intressen.

- Individen kan sätta sig in i sitt existentiella sammanhang.

- Emotionellt medvetande

Vid diskussion om emotioner kan det vara av intresse att också beröra begreppet medvetande. Medvetandet definieras ibland som de i hjärnan inlagrade associationsfält av minnen som är aktiverade dvs. som vi i stunden är medvetna om. Medvetandet liknas ibland vid en ficklampa, vars ljusken lyser upp ett mycket begränsat område av ett stort mörkt fält av minnen. Det vi i en situation är medvetna om är ju en mycket liten del av alla de minnen som finns inlagrade. Denna liknelse utgår från att enbart ett område av minnesbarken är aktiverat. Det är sannolikt rimligare att anta att flera områden i hjärnan kan vara aktiverade samtidigt och att dessa områden tillsammans utgör medvetandet. Exempelvis aktiverar ett synintryck ett område i nacklobens synbark, vidare aktiveras associationsfält i hjäss- och tingloberna som tolkar synintrycket och sätter in det i ett logiskt sammanhang. Vi blir samtidigt medvetna om lust- eller olustförnimmelser knutna till synintrycket vilka registreras i pannlobernas bark. Genom att flera områden i hjärnan är aktiverade samtidigt kan vi i vårt medvetande få en sammansatt bild av den situation vi upplever.

Hur fungerar medvetandet (eftermedvetandet)?

I årtusenden har filosofer diskuterat om människan har ett jag eller en själ. Är varje människa en unik varelse som kan styra sitt handlande och fatta medvetna beslut? Har det mänskliga psyket krafter som ligger utanför dem som vi kan förstå med naturlagarnas hjälp? Har vi ett kroppslöst medvetande dvs. en homunculus (liten gubbe) som sitter i vår hjärna och styr våra beslut? Mot denna uppfattning kan ställas frågan om människan liksom alla lägre arter är en biologisk maskin som fungerar enligt stimulus-respons principen. Är allt vårt beteende betingat av programmerade reflektoriska svar på stimuli?

Ett betydelsefullt inlägg i denna debatt kom i början av 1960-talet från den amerikanske neurofysiologen Benjamin Libet (Libet et al 1964, se Nörretranders 1991). Libets experiment visade att *medvetandet om viljan att göra en handling kommer först en halv sekund efter* det att hjärnan påbörjat initieringen av handlingen. Libet grundade sin uppfattning på försök han gjorde på människor som genomgått neurokirurgiska ingrepp. Sådana ingrepp görs medan patienten är vaken vilket gav Libet möjlighet till att direkt stimulera patientens hjärnbark. Samtidigt med stimuleringen kunde patienten meddela sina upplevelser. Libet slutsats av dessa försök var att utförandet av en "viljebestämd" handling alltid föregås av en omedveten process i hjärnan. Om detta är riktigt borde vårt medvetande rätteligen i stället kallas "eftermedvetande". I eftermedvetandet återförs handlingen till sin tidpunkt i tidssammanhanget dvs. hjärnan korrigerar tidsfördröjningen vilket får oss att tro att vi medvetet bestämt handlingen.

Hur går det med den fria viljan, om hjärnan börjar agera en halv sekund innan vi är medvetna om att vi avser utföra handlingen? Libets fynd kan tolkas så att vi styrs av komplexa reflexer, som vi inte kan påverka med vårt medvetande. Man frågar sig då vilken uppgift medvetandet har, om det inte är med detta vi fattar beslut och styr beteendet. Medvetandet är ju ändå den psykiska funktion som väsentligt skiljer oss från lägre stående arter. En förklaring kan vara att medvetandet inte används för att fatta beslut i en given situation, utan för att bygga upp nya och mer ändamålsenliga reflexer *efter* att vi "reagerat".

Det är av intresse i detta sammanhang att omnämna nobelpristagaren Edelmans begrepp "re-entrant mapping" (Edelman 1989). "Re-entrant mapping" kan översättas med "återförd kartläggning" och innebär att en stimulus via reflektoriska system inte enbart leder till handling utan också till att aktivitet återförs till vårt medvetande (se Ellegård 1994). I medvetandet efterprövas om den nyss inträffade stimulus-respons reaktionen kan anpassas till vårt logiska modellsystem. Dessutom värderas reaktionen av våra emotioner. Syftet med bearbetningen är att om vår initiala reaktion var lustbetonad kan den upprepas nästa gång vi stimuleras men om den var olustbetonad skall den undvikas. Automatiskt prövas i en inre aktivitet i hjärnan om annan strategi kan ge ett mer lustbetonat och ändamålsenligt svar. Om så är fallet byggs en ny reflexbana upp som används nästa gång vi stimuleras.

För att vi i vårt eftermedvetande skall kunna bygga upp nya reflexer eller förändra tidigare inprogrammerade reflexer måste vi kunna tänka, känna och fantisera. Vi har i vårt medvetande förmågan att simulera beteenden och antecipera konsekvenser av beteenden (se Gärdenfors 1994). Intellektuellt kan en bild och emotionellt en känsla genereras som hjälper oss att pröva nya sätt att reagera på. Den mänskliga hjärnan är enormt skicklig på att snabbt bygga om och anpassa svaren till omgivningens krav och denna skicklighet är en viktig del i personligheten. På psykologspråk kan detta kallas förmågan till förutseende och planering.

Ombyggnad av reflexer sker snabbt så snabbt att vi blir benägna att tro att en mekanism som vi kallar själen finns i vår hjärna och styr vårt beteende. I stället för själ kan vi tala om en förmåga att snabbt anpassa reflexer till omgivningens krav. Förenklat är principen för vårt beteende att vi vill upprepa lustupplevelser och undvika olustupplevelser. Det är dock en alltför kraftig förenkling att anta att all lust upprepas och all olust undviks. I vårt medvetande kan vi antecipera att om vi står ut med viss olust kan vi senare uppnå lust.

Vilka delar av hjärnan styr våra känslor (anatomisk representation)

Tidigare ansågs hjärnan inte ha något speciellt system för känslor och emotioner. Man upptäckte emellertid att emotioner krävde en intakt hypotalamus, dvs. den samling av hjärnkärnor som styr neuroendokrina funktioner (frisätter neurohormoner). Delvis på bas av detta lade Papez (1937) fram en teori som ofta benämns Papez kretslopp (The Papez Circuit) i vilken basala hjärnkärnor uppfattades som viktiga för känslolivet. Det är dessa kärnor som man numera anser att känslorna spelar på då de skall sätta kroppen i alarmberedskap. MacLean (1952) kallade den emotionella hjärnan för "det limbiska systemet" och utöver Papez kretslopp fördes även amygdala (mandelkärnan), nucleus accumbens, vissa delar av tinningloberna och framförallt främre delar av pannloberna till den emotionella hjärnan.

Hjärnavbildningsstudier har visat att yttre pannloben och cingulum, se Figur 14 är viktiga vid exekutiva funktioner. Dessa områden arbetar tillsammans med basala ganglier och de neurotransmitorer som utnyttjas är dopamin-, serotonin- och noradrenalinsystemen. Dopaminet tycks ha en avgörande roll för lustupplevelse och vår uppmärksamhetsreglering.

Vid antisocial personlighetsstörning har rostrala främre cingulum och orbitofrontala pannloben en minskad volym. På ett liknande sätt aktiverar patienter med emotionell instabilitet orbitofrontala pannloben mindre och emotionella processer i insula och amygdala mer än hos friska då de får till uppgift att reglera ned den emotionella innebörden i en bild. Fynden tyder på att pannlobens känsloreglerande system är dysfunktionella vid instabil personlighetsstörning och att känslosystemen därför är överaktiva. Neuromodulatoriska system (t.ex. dopaminsystemet) som är dysfunktionella vid ADHD, är av stor vikt vid emotionella processer. Deras betydelse vid emotionell instabilitet är ännu inte visad även om det finns initiala fynd som talar för detta.

Pannloberna i människans hjärna är mer utvecklade än i apans. De upptar nästan en tredjedel av hjärnvolymen och illustrerar därmed vilken betydelse de har för det mänskliga beteendet. Lane och andra (1997) visar genom hjärnfotografering att när känslor av lycka, nedstämdhet och avsky aktiveras är främre delar av pannlobernas bark aktiverade. De strukturer som förs till den emotionella hjärnan framgår av figur 14.

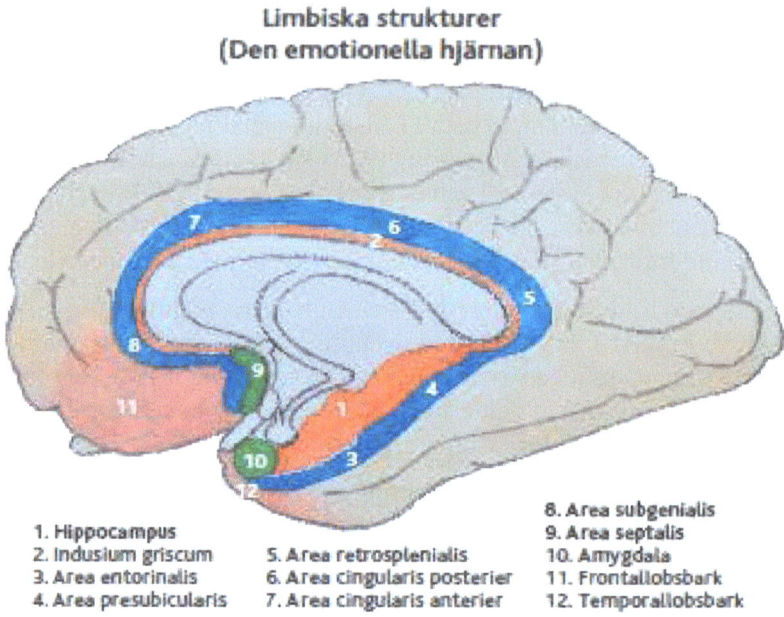

Limbiska strukturer
(Den emotionella hjärnan)

1. Hippocampus
2. Indusium griscum
3. Area entorinalis
4. Area presubicularis

5. Area retrosplenialis
6. Area cingularis posterier
7. Area cingularis anterier

8. Area subgenialis
9. Area septalis
10. Amygdala
11. Frontallobsbark
12. Temporallobsbark

Fig.14. De färgade delarna på bilden motsvaras av limbiska strukturer dvs. den emotionella hjärnan. Framförallt frontallobens bark (11) är säte för känslominnen,

Joseph E. LeDoux (1993) har presenterat en sammansatt bild av den emotionella hjärnan. Vid oväntad och kraftig stimulering kan människan reagera enbart med reptilhjärnan som utlöser ett momentant primitivt svar. Stimuli går via den basala hjärnkärnan thalamus direkt till handling exempelvis flykt, förlamning eller aggressivitet. LeDoux kallar detta kretslopp för "the low road" (Fig. 15).

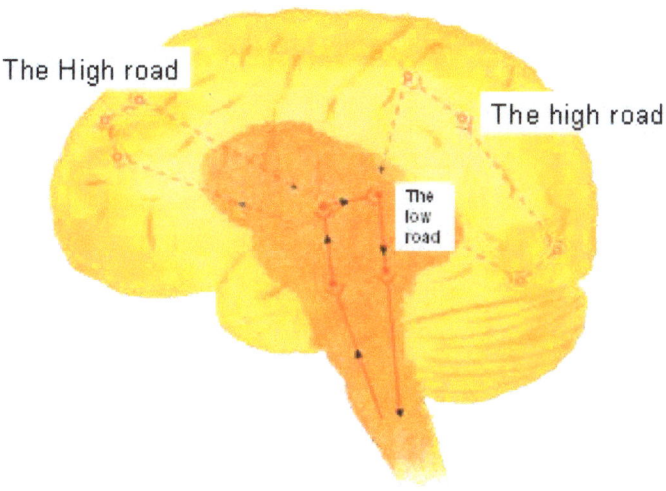

Fig. 15. *Vid kraftig och okänd stimulering utlöses ett obearbetat svar från "reptilhjärnan". Endast "the low road" utnyttjas (heldragen röd linje). Genom impulskontroll kan människan ge ett mer bearbetat svar genom att låta såväl intellektuella som emotionella barkområden (streckad linje) påverka det reflektoriska svaret dvs. "the high road" utnyttjas.*

Vi vet att inkommande stimuli t.ex. synintryck kopplas via thalamus till nacklobernas synbark och därefter vidare till tinning och hjässloberna där de tolkas intellektuellt. Via thalamus går stimuli samtidigt och parallellt även till pannloberna där de värderas känslomässigt. Dessa kortikala omkopplingar ger möjlighet till ett mera såväl intellektuellt som emotionellt bearbetat svar som LeDoux kallar "the high road" (Fig. 15).

Människans förmåga till hämning av "reptilbeteende" vilket är detsamma som förmågan till impulskontroll är en fundamentalt viktig egenskap för bearbetat emotionellt beteende.

Pannlobernas betydelse för känsloupplevande

Man kan få information om känslolivets funktion även genom att studera sjukdomstillstånd där pannloberna är engagerade. En demenssjukdom, Picks sjukdom eller pannlobsdemens, ger en successiv tillbakabildning av hjärnceller i fronto-temporala barkområden. Patienterna uppvisar en personlighetsförändring som karakteriseras av distanslöshet, omdömeslöshet och förflackat känslomässigt beteende. I en studie av patienter med pannlobsdemens kunde Mendez o.a. (2005) visa att den sjukdomsbild patienterna uppvisade kunde jämställas med psykopati dvs. ett förvärvat emotionellt förståndshandikapp. Den intellektuella kapaciteten är däremot ganska väl bevarad hos patienter med pannlobsdemens åtminstone i sjukdomens tidiga fas.

I undersökningar av patienter som utvecklat demens som följd av överkonsumtion av alkohol har i post mortala undersökningar visats (Brun och Andersson 2001) att det finns en synapsförlust i pannlobens bark vid jämförelse med kontroller. Gravt alkoholmissbruk leder kliniskt till en pannlobsliknande demens vid vilken individens intellektuella kapacitet alltjämt är relativt väl bevarad. Den lustframkallande alkoholen skadar vid överbruk nervceller i pannloberna i större utsträckning än nervceller i andra delar av hjärnan.

För några decennier sedan behandlades patienter med psykos och svår ångest med kirurgisk lobotomi. Tekniken beskrevs av den portugisiske läkaren Egas Moniz som 1949 fick nobelpriset för denna psykokirurgiska behandling. Vid ingreppet skar man av nervbanor mellan basala hjärnområden (reptilhjärnan) och pannloberna. Detta innebar att man i princip kopplade ur den mänskliga emotionella hjärnans barkområde dvs. the high road. På detta sätt minskades patienternas ångestupplevande. Om man varit med om de gamla mentalsjukhusens stormavdelningar och sett vilken lugnande effekt detta ingrepp hade på ångest och aggressivitet, förstår man varför behandlingsmetoden fick spridning och tom nobelprisbelönades. Denna operation kunde emellertid också leda till ett pannlobssyndrom med emotionell förflackning samt oförmåga till såväl planering som till att förutse händelser.

På 1950-talet kom en av författarna i kontakt med en kvinnlig patient som genomgått lobotomi på grund av psykotisk sjukdom och kraftig oro. Patienten hade före insjuknandet studerat teologi vid ett universitet. Efter lobotomiingreppet blev hon lugn men uppvisade bland annat följande störda beteende. När ängsliga anhöriga till patienter kom till den avdelning på mentalsjukhuset där hon vårdades närmade hon sig dessa vänligt och med ett leende. Hon hälsade artigt, tittade dem i ögonen och sade överraskande och med hög och tydlig röst "kuken". Detta chockerade naturligtvis de anhöriga vilket utlöste tydliga glädjereaktioner hos patienten som nöjd återvände till sin plats på bänken i dagrummet. Detta beteende var inte möjligt att påverka.

Med ovanstående sjukhistoria i minnet var det nästan obehagligt att läsa ett avsnitt i L. Bergs bok "Gryning över Kalahari" (2005) där han beskriver en apkoloni som fanns i ett stort inhägnat område i USA. Avsikten med kolonin var att studera apornas beteende. En schimpanshane uppvisade ett som man tyckte ganska sammansatt beteende. När besökande kom till området kunde schimpanshanen ganska skickligt identifiera vilka som var nya besökande. När han såg sådana lämnade han flocken och gick med nedböjt huvud sakta fram mot dem. Hans vänliga uppsyn gjorde att de besökande inte undvek honom. När han var riktigt nära dem vände han sig hastigt om och "sket på dem" varefter han med glada tjut återvände till apflocken som högljutt bejublade hans beteende. Schimpanser har väsentligt mindre pannlober än människan vilket förklarar aphanens primitiva sinne för humor. Likheten mellan beteendet hos den lobotomerade patienten och schimpanshanen visar på ett obehagligt sätt vilka följder pannlobsskador kan ha för mänskligt beteende.

Yang et al (2005a) har visat att individer som arvsmässigt har låg volym av pannlobsbark (reducerat antal nervceller) har hög psykopatipoäng enligt skattningar. Författarna anser att de för första gången visat att defekt eller reducerad mängd grå substans i pannloberna är en riskfaktor för psykopati. Samma grupp (Yang et al 2005b) har också visat att patologiska lögnare har större mängd vit substans och en reducerad kvot grå/vit substans i pannloberna.

Vid antisocial personlighetsstörning har en minskad volym av rostrala främre cingulum och orbitofrontala pannloben visats (Wingenfeld 2009). Deras resultat pekar på att en dysfunktion i dessa områden kan betinga en reducerad förmåga att kontrollera stress och känslor.

Den kliniska forskningen har mest sysslat med patienter som på grund av sjukdomar i pannloberna (tumörer, hjärninfarkter, demens) eller trauman mot dessa lober fått ett avvikande beteende. Damasio (1999) har gett en ingående beskrivning av pannlobsskadors konsekvenser. Han har funnit att patienter med pannlobsskador inte kan använda sig av minnessystem om dessa bygger på känslomässiga komponenter. Patienterna är handikappade i beslut inom den personliga sfären, men fungerar normalt vid bearbetning av logiska problemställningar.

Enligt Tucker (1981) finns en viss specialisering hjärnhalvorna emellan. Då vi reagerar omedvetet på en skrämmande bild, aktiveras ena hjärnhalvan, medan den motsatta aktiveras, när vi reagerar medvetet. Enligt Sperry (1981) står vänster hjärnhalva för kylig analys samt för tal, skrift och matematisk beräkning, medan högerhemisfären främst står för överblick, syntes samt för olika former av nonverbal kommunikation.

Sammanfattningsvis kan antas att känslors anatomiska representation är pannloberna, i viss mån tinningloberna och limbiska strukturer. Intellektuella tankars representation *är* hjässloberna och delar av tinningloberna. En lateralisering kan finnas dvs. de olika hjärnhalvorna har inte helt lika uppgifter. Höger pannlob är dominant och vänster uppfattas utöva en hämning av reaktionerna i högerloben. Givetvis rymmer sådan sagital (längsgående) respektive transversell (tvärgående) specialisering en stark förenkling, men ger en viss profil angående hjärnbarkens spatiala differentiering.

Forskning kring emotionella funktioner

Vid postmortala studier av hjärnvävnad har visats att kvinnor har högre nivåer av 5-hydroxyindolättiksyra (slutmetabolit vid serotoninomsättning) än män (Bucht et al 1981). Aktiviteten i serotoninsystemet kan därför antas vara högre i kvinnans hjärna än i mannens. Djurförsök ger också stöd för att en sådan skillnad finns mellan könen (Carlsson 1988). Serotoninsystemet har betydelse för hämning av sexuella känslor, aggressivitet och sannolikt även för andra känslor. Detta innebär att kvinnor kan kontrollera (hämma) vissa känslor mer (bättre) än män. Ur överlevnadssynpunkt har denna förmåga betydelse. Kvinnan kan föda ett begränsat antal barn, hon måste därför vara noga med att välja far till dem. Det skall vara en man, som hon kan lita på och som kan hjälpa henne att ta hand om barnen. Genom förmåga till behärskning av sexuella känslor kan hon sovra bland de män som uppvaktar henne. Mannen däremot kan bli far till ett stort antal barn och behöver därför inte välja partner med samma omsorg som kvinnan. Han skall förföra så att släktet kan överleva.

Nervceller i hjärnstammen (substantia nigra) som använder dopamin som signalsubstans skickar nervtrådar via nucleus accumbens, till barken i pannloberna. I försök på djur har dessa celler skadats så att dopamin inte längre frisätts. Djuren uppvisar då en hyperaktivitet, ökad impulsivitet, bristande överlevnadsbeteende, sänkt uppmärksamhet och nedsatt neurokognitiv funktion. Detta motsvarar hos en människa ett asocialt beteende. Enligt professorn i farmakologi Torgny Svensson (Svensson 1998) utlöses känslor bl. a genom pulsativ (stötvis) fyrning i dopaminerga banor. Ökad frisättning av dopamin i hjärnbarken är en signal som betyder att aktuell stimuli var mer lustbetonad än förväntat. På samma sätt har man funnit att en sänkning av dopaminsvaret är ett tecken på att aktuell stimuli var mindre lustbetonad än förväntat (Schultz 1997). Närvaro eller frånvaro av dopaminfrisättning har sålunda betydelse för känslomässig inlärning.

Det framhålls ibland att personer med autism är individer som saknar empati och inte kan förstå känslor. Det är riktigt att många människor med autism inte visar känslor på samma sätt som människor som inte har autism, men uppfattningen att personer med autism helt saknar empati och inte upplever känslor är fel (Brewer et al. 2015). Dessa författare studerade sociala och emotionella färdigheter hos forsknings frivilliga personer med autism och deras familjer. Många av dessa individer upplevde till och med överdriven, empati ibland. Vissa av försökspersonerna med autism var överens om att känslor och empati ger dem svårigheter. Författarna undersökte också prevalensen av alexitymi. Det senare tillståndet definieras som att personen har svårigheter att förstå och identifiera känslor. Hög nivå av alexitymi (som bedömts med frågeformulär) förelåg i 10 % av en normalpopulation och av patienter med autism bedömdes cirka 50 procent ha alexitymi. Dessa fynd kan kanske tolkas så att patienter med autism har en patologisk störning av sina emotionella funktioner medan alexitymi är minusvarianten av den normalfördelade spridningen av emotionell kapacitet.

En klinisk forskning pågår vid vilken man behandlar ADHD, autism och patienter med kriminellt beteende med centralstimulerande medel. Dessa läkemedel aktiverar dopaminerga system. De kliniska behandlingsförsöken har gett positiva resultat inte bara när det gäller ADHD symptom utan man har även sett reducerat kriminellt beteende. Kanske kan den genetiska komponenten av kriminellt beteende inte bara betingas av reducerad mängd gråsubstans (minskat antal nervceller) i pannloberna utan även av ett svagt dopaminergt system dvs. otillräcklig bildning av dopamin.

Forskningen om känslor är inte omfattande. Trots att prevalensen av psykopati är 1 % i den allmänna populationen, 15-25 % bland kriminella och 10-15 % bland missbrukare, satsas allt för lite forskningsresurser på området.

Inom detta, liksom inom andra områden, kommer troligen inga stora framsteg att göras, förrän man fått fram en bättre metodik för att mäta emotionell kapacitet. Neuropsykologisk testning av psykopater har inte visat några samband mellan test som mäter intellektuell förmåga och test som mäter motorisk kapacitet å ena sidan och skattad psykopati å den andra (se Kiehl 2006). Mätning av intellektuell kapacitet ger heller ingen information om emotionell kapacitet.

Psykopati är ett välkänt begrepp inom psykiatrin, men är inte en psykiatrisk diagnos. Den närmaste motsvarigheten till psykopati i standardiserade diagnosmanualer anses vara antisocial personlighetsstörning där psykopati ofta ingår i störningen. Det finns dock även beröringspunkter med narcissistisk personlighetsstörning och borderline-personlighetsstörning.[5] Störningen kan också ha organiska orsaker.

Tillståndet diagnostiseras ofta efter Robert D. Hares PCL-R. I de flesta fall där tillståndet kan konstateras bedöms sällan personen som "sjuk" i enlighet med FN:s definition av begreppet. För att de psykopatiska dragen ska betraktas som en sjukdom bör personen ifråga ha nått över ett bestämt mätvärde i psykologisk testning av olika personliga egenskaper och därtill utgöra en fara för sig själv eller andra människors liv och hälsa.

Tjugo frågeområden presenteras i Hares psykopatikriterier (Hare 1997). Vid användning av Hares lista över kriterier för psykopati som presenteras nedan, tilldelas patienten 1 poäng för de egenskaper som överensstämmer väl med personligheten och 2 poäng för de som överensstämmer mycket väl.

- Talför/ytlig charmig
- Förhöjd självuppfattning/grandios
- Behov av spänning/blir lätt uttråkad
- Patologiskt lögnaktig
- Bedräglig/manipulativ
- Saknar ånger och skuldkänslor
- Flackt, ytligt känsloliv
- Kall/bristande empatisk förmåga
- Parasiterande livsstil
- Bristande självkontroll till exempel lättväckt aggressivitet
- Promiskuöst och egoistiskt sexualliv
- Tidiga beteendeproblem (före 12 års ålder)
- Saknar realistiska, långsiktiga mål; agerar kortsiktigt och kan inte planera på lång sikt
- Impulsiv
- Ansvarslöshet, till exempel som förälder eller chef
- Tar inte ansvar för sina handlingar

- Många kortvariga äktenskapsliknande förhållanden

- Ungdomsbrottslighet (före 15 års ålder)

- Överträdelse av villkorad frigivning/utskrivning, begår till exempel nya kriminella handlingar under permission

- Kriminell mångsidighet, flera typer av lagbrott bland de följande 10: inbrott, rån, narkotikabrott, olaga frihetsberövande, mord/ mordförsök, olaga vapeninnehav, sexualbrott, grov oaktsamhet, bedrägeri, rymning från fångvårdsanstalt (är ej ett lagbrott i sig)

Summan av dessa poäng kan bli som mest 40. Gränsen för psykopati går enligt Hare vid ett sammanlagt poängtal på 30 eller mer.

En intressant tanke är att utarbeta en emotionernas "Terman-Merill--skala", dvs. en skala som relaterar den vuxnes emotionella mognadsnivå till utvecklingsstadier hos barn. Man skulle då kunna få fram en emotionell kvot (EQ) dvs. ett mått på en vuxen människas emotionella kapacitet. Hos påtagligt omogna vuxna kan man känna igen emotionella reaktioner, som är karakteristiska för barnet under ett visst utvecklingsskede.

Vid konstruktion av skalor för mätning av emotionell kapacitet är det viktigt att tänka på att information som inhämtas från testpersonen inte får "silas" genom vederbörandes intellektuella kapacitet. Den intelligente kan ge svar på testfrågor som han eller hon tror är "lämpliga", men svaren belyser inte den emotionella begåvningen.

Marshmallow-testet och begreppet Grit

Framgångsfaktorn i en människas liv ligger i förmågan till självkontroll och att kunna skjuta upp belöningar genom hårt arbete för framtida större övergripande mål och att inte ge efter för tillfredställelse av omedelbara nyckfulla önskningar eller ge upp vid de problem som man möter under arbetets gång. Denna förmåga är starkt kopplad till den emotionella kapaciteten.

Forskaren Walter Mischel numera professor i psykologi vid Columbia University, New York, inledde under senare delen av 1960-talet försök med 550 förskolebarn vid Stanforduniversitetets Bingförskola, där barnen ställdes inför ett dilemma (Mischel, 2014). Barnen fick välja mellan en belöning (t.ex. marshmallow godis) som de kunde få omedelbart eller om de kunde vänta i upp till 20 minuter i dubbel mängd. Barnet lämnades ensamt i försöksrummet och kunde när som helst ringa på en ringklocka för att kalla tillbaka forskaren och ta belöningen. Om barnet väntade tills forskaren kom tillbaka efter 20 minuter fick de den dubbla belöningen. Barnen filmades under försöken och forskarna kunde observera barnens kreativa kamp för att undvika frestelsen att direkt äta upp sitt godis och därmed missa den framtida större belöningen. Man konstaterade att de barn som stirrade på marshmallowen hade mindre förmåga att motstå frestelsen, medan andra hade bättre strategier t.ex. att vända sig om, sjunga eller titta under bordet.

Resultatet av dessa studier visar på att den tredjedel av barnen som lyckades vänta på belöningen, visade sig senare klara högskoleprov bättre, ha en bättre kognitiv och social förmåga i tonåren. Man har fortsatt följt dessa barns utveckling och vid 27-32 års ålder hade de ett lägre BMI, bättre självkänsla, och var effektivare i att nå sina mål och bättre på att hantera besvikelser. I medelåldern visade hjärnskanning distinkta skillnader mellan grupperna i hjärnområden kopplade till missbruk och fetma. En annan egenskap i denna grupp var att de kunde hantera stress bättre och hade mindre sannolikhet att drabbas av olycka i form av fängelsestraff, övervikt eller drogproblem.

Professor Walter Mischel anger begreppet självkontroll som den förmåga som urskiljer den tredjedel av barnen som klarade testet och den egenskap som ger framgång senare i livet. Forskning med fMRI har visat att god självkontroll innebär större aktivitet i prefrontala cortex (pannloben) vilken styr aktiviteter som impulskontroll, problemlösning och beslutsfattande. De som var sämre på att vänta in belöningen hade större aktivitet i de delar av hjärnan som kopplas till lust, njutning och missbruk.

Mischel anger också att strategier som påverkar marshmallow testet kan läras ut och därmed förbättra barnets självkontroll. Mischel benämner den emotionella kapaciteten som det "Heta" systemet i hjärnan som reagerar snabbt, reflexmässigt och omedelbart. Den intellektuella kapaciteten benämns det "Kalla" systemet som är reflekterande.

Tekniken skulle alltså vara att kyla ner det "heta" systemet och hetta upp det "kalla" systemet. Forskarna i marshmallowtestet såg hur barnen distraherade sig genom sånger, peta näsan, göra grimaser eller titta i taket. När man instruerade barnen att tänka att marshmallowen var en bild påverkades förmågan till självkontroll. Genom att öka det psykologiska avståndet, självdistansering, så ökade möjligheten att stå emot frestelsen och kyla ned det "heta" emotionella systemet. Mischel lanserar begreppet "om-så" där man i "heta" situationer lär barnen bromsa den reflexmässiga reaktionen och under ett antal sekunder låter det "kalla" systemet reflektera och även förutse framtida konsekvenser. En annan aspekt som påverkar självkontroll är att ha hett eftertraktade mål som ger motivation att anstränga sig. Mischel poängterar också det viktiga i hur en förälder agerar med sina barn, om man lovar ett barn något skall löftet hållas och du bör vara en god förebild i hur du utför dina läxor, i sättet att äta och inte blir överdrivet arg titt som tätt. I sin bok drar Walter Mischel följande slutsatser angående sin forskning:

- Vissa har lättare att motstå frestelser och reglera smärtsamma känslor.

- Stark självkontroll visar sig redan i förskoleåldern och på gruppnivå kan den förutsäga ett bättre liv.

- Alla kan träna upp sin förmåga till självkontroll genom att lära sig kyla ned heta impulser och att distrahera sig.

- Vi behöver inte bli offer för vår sociala och biologiska historia.

- Självkontroll innebär mer än beslutsamhet. Det krävs strategier och insikt liksom mål och motivation för att ihärdighet skall kunna utvecklas.

Forskaren Professor Angela Duckworth vid University of Pennsylvania har nyligen i sin bok "Grit: The Power of Passion and Perseverance" lanserat begreppet "Grit" som en egenskap vilken påverkar en persons möjligheter till framgång i studier och yrkesliv (Duckworth, 2016). Angela har utarbetat begreppet utifrån sina erfarenheter med undervisning i matematik för bl.a. sjundeklassare i the New York City public schools. Hon noterade där att vissa elever lade ner mycket hårdare arbete och hade större uthållighet i sina studier, vilket resulterade i bättre resultat på matematikproven. Det fanns ingen renodlad koppling mellan dessa resultat och de IQ tester som eleven genomgått tidigare.

Angela gick vidare i forskarutbildning med studier i neurobiologi på Harvard och psykologi vid University of Pennsylvania. I sin forskning har hon klarlagt två personliga drag hos framgångsrika elever, dels förmågan att vidmakthålla intresset och anstränga sig för att nå långsiktiga mål och dels begreppet självkontroll d.v.s. ha impulskontroll över emotioner, uppmärksamhet och beteende som skulle kunna störa studierna. Skillnaden mellan dessa två begrepp (Grit respektive självkontroll) är att Grit visar på förmågan till uthållighet över år eller decennier, medan självkontroll gäller i den nära tidsskalan att motstå frestelser (jämför Marshmallowtestet). Grit är sammansatt av flera psykologiska moment som t.ex. pådrivande intresse, övningsvillighet, målmedvetenhet och optimism/hopp. Angela har utformat ett frågeformulär där man kan testa sin Grit förmåga och vars resultat kan variera mellan 1 - 5 se hemsida (http://angeladuckworth.com/grit-scale/). Medelvärdet ligger på 3,8 för vuxna i USA och 4,5 eller högre värde omfattar ca 10 % av befolkningen. Begreppet Grit ses som ett personlighetsdrag vilka karaktäriseras av att vara stabila över tid.

I forskningen ingick bl.a. aspiranter till en militär elitstyrka vid West Point Military Academy där bara 58 % av aspiranteran lyckades genomföra den 28 dagar långa krävande grundutbildningen. Man testade aspiranterna innan utbildningen med IQ test, fysisk test och Grit test för att förutsäga vika som skulle klara den krävande utbildningen. Man kunde vid analysen se att Grit testen kunde tillföra ytterligare information för att kunna förutsäga utfallet av utbildningen.

Angela sammanfattar egenskaper som karaktäriserar en person med Grit:

- Brukar färdigställa det man börjat med.

- Hålla fast vid uppställda mål.

- Fortsätta arbeta hårt efter motgång eller vid känslor för att hoppa av.

- Hålla fast vid t.ex. fritidsaktiviteter under längre tid.

Forskaren professor Torkel Klingberg vid karolinska Institutet har i sin bok Hjärna, Gener och jävlaranamma (Klingberg, 2016) refererat till forskningen om Grit och genomfört studier med barn i 6 års ålder som genomförde matematiska övningar på surfplattor. Man kunde visa att barn med högre Grit-poäng korrelerade till hur mycket de förbättrats efter 8 veckors träning medan testet av IQ eller motivation inte var relaterat till utfallet. Klingberg ställde också frågan om vilka områden i hjärnan som var relaterade till Grit. Genom undersökning med högupplöst magnetröntgen (MRI) undersöktes pannloben som bl.a. är inblandad i planering, impulskontroll och problemlösning men där hittades ingen korrelation med Grit. Däremot kunde man identifiera små variationer i området striatum speciellt i accumbenskärnan (nucleus accumbens). Man anser i analogi med djurförsök att accumbenskärnan är av betydelse för att kunna invänta en framtida belöning.

När det gäller hur man skall träna upp förmågan inom någon disciplin har forskaren professor Anders Ericsson statuerat 10000-timmars regeln (regeln har ifrågasatts), som anger att det krävs 10000 timmar av koncentrerad träning för att bli t.ex. en världskänd violinist. Han anger att man behöver en koncentrerad träning ledd av en kompetent lärare enligt följande kriterier:

- Tydligt definierat mål

- Full koncentration och ansträngning

- Omedelbar feedback

- Repetition, reflektion och finslipning.

Man skall alltså ligga på gränsen till elevens förmåga för att nå maximal inlärning (deliberate practice).

För inlärning av emotionell kapacitet visar forskningen alltså att förmågan till självkontroll och Grit är möjlig att påverka långsiktigt genom övning. Med hjälp av t.ex. digitala övningsprogram finns stora framtida möjligheter att påverka barns utveckling av självkontroll och Grit.

En viktig fråga för att motivera elever att anamma personlighetsdragen självkontroll och Grit är att ge lektioner i text med illustrationer för att poängtera vikten av träning och att den görs på rätt sätt. Information om hjärnans plasticitet, sätta upp mål, vara fokuserad och få återkoppling kan ge eleven redskapen för att hantera eventuella misslyckanden och frustrationer. I detta sammanhang kan begreppet "flexible mind set" lanserat av psykologen Carol Dweck nämnas, vilket kan uttryckas som att "intelligens är något formbart som förändras med övning". Enligt Carol är det viktigt att framhålla elevens ansträngning för att nå mål istället för att betona elevens intelligens.

Samspel mellan intellektuell och emotionell kapacitet

Den intellektuella och den emotionella hjärnan fungerar naturligtvis inte helt oberoende av varandra men bör dock uppfattas som två olika system. Detta är enkelt att förstå om man jämför psykomotorisk kapacitet med intellektuell kapacitet vilka uppenbart inte samvarierar. En intelligent människa är inte motoriskt skickligare än genomsnittet och en skicklig idrottsman är inte heller intelligentare än genomsnittet. Analogt med detta kan man anta att om en individ har hög intellektuell kapacitet innebär detta inte att han eller hon har en hög emotionell kapacitet och vice versa. Detta kan exemplifieras med att moralen i den akademiska världen (intellektuellt superkapabla) inte är högre än moralen inom andra grupper i samhället vilket ibland tydligt illustreras av strider vid tillsättningsärenden och förekomst av fusk i samband med forskning. Det bör framhållas att emotionellt omogna individer mycket väl kan vara intellektuellt kreativa och bli skickliga vetenskapsmän.

Modern uppfattning om hjärnans funktion är att komplexa mänskliga beteenden inte styrs av hierarkiska system utan är resultatet av parallella processer i hjärnan (Mesulam 1990). Ett fall beskrivet av Pegna et al (2004) illustrerar detta. En patient hade fått en total kortikal blindhet efter strokeattacker. I test var han vad man kallar kortikalt blind dvs. oförmögen att tolka exempelvis ansiktsuttryck. Han kunde inte skilja ett gammalt ansikte från ett ungt eller ett kvinnligt från ett manligt. Överraskande kunde han skilja mellan ansiktsuttryck som uttryckte kraftiga känslor som ilska och glädje. En stimulering av synen registreras normalt i synbarken men parallellt kan synintrycket även aktivera en känsla som registreras i pannlobernas bark. Hos den aktuella patienten var de banor utslagna som intellektuellt tolkade synintryck (kortikal blindhet) medan de banor som emotionellt tolkade synintryck var intakta (Fig. 16). Patienten hade kvar ett "emotionellt seende" vilket ibland kallas blindseende.

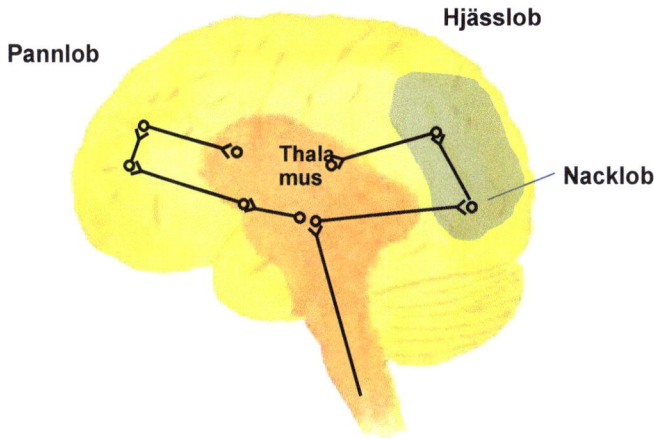

Fig. 16. *Hjärnan från en patient som fått synbarken (grått fält) skadad på grund av hjärninfarkter. Patienten är kortikalt blind men "ser" likväl med hjälp av sina känslor vilka registreras i den intakta pannloben (blindseende).*

Ovanstående kliniska iakttagelse gör att man kan ifrågasätta den hypotes som Plutchik och Kellerman (1980) satte upp enligt vilken den känslomässiga reaktionen och beteendet alltid föregås av en intellektuell bearbetning. Enligt vår åsikt bör en känsla uppfattas som en lika primär process som en logisk tanke. Plutchik och Kellermans modell kan därför modifieras så att intellektuella och känslomässiga associationer aktiveras parallellt oberoende av varandra varefter handling följer (Fig.17).

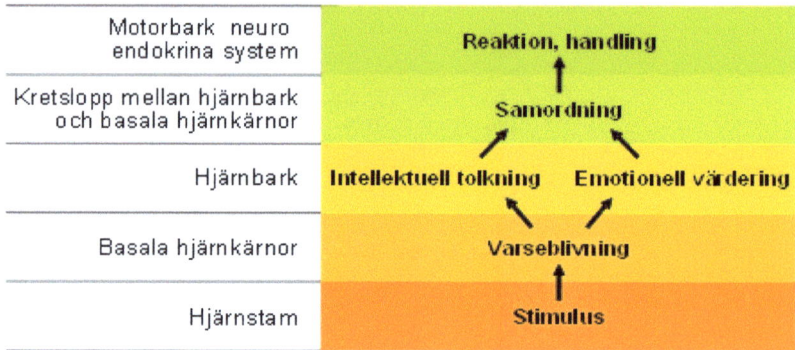

Fig.17. *Enligt Plutchik och Kellerman (1980) sker vid stimulering (varseblivning) först en intellektuell tolkning varefter den känslomässiga reaktionen och beteendet följer. Hypotesen har ändrats så att intellektuell tolkning och emotionell "värdering" sker parallellt oberoende av varandra. Bearbetning av stimuli sker på olika nivåer i hjärnan.*

Den intellektuella analysen av stimuli är avancerad. Den del av hjärnan som styr analysen (hjäss och tinninglobernas "hårddisk") är väl programmerad. Den känslomässiga analysen (värderingen) av stimuli är mindre avancerad eftersom den del av hjärnan som styr denna värdering (pannloberna) inte programmerats med mjukvara (skolats) lika omfattande som den "intellektuella hjärnan".

Är det den intellektuella analysen eller den känslomässiga värderingen som styr vårt beteende eller är det båda? I det mänskliga beteendet är det ofta uppenbart att det i första hand är känslor som styr. Vid tillstånd som romans och tillfredställelse av sexuell lust får förnuftet ofta stå tillbaka.

Vid missbruk av alkohol eller droger som utlöser lust, uppstår snabbt beroende som helt slår ut rationellt tänkande. Även i många andra sammanhang är det känslorna och inte det logiska tänkandet som styr. Intellektet används mer för att i efterhand ge acceptabla sociala förklaringar till ett av känslor styrt egocentrerat beteende.

Del III

Emotionell kunskapsinhämtning

Kapitlet diskuterar olika aspekter på hur emotionell kunskap kan förmedlas av föräldrar och skola.

Emotionell kunskap

För att en människa skall kunna utnyttja sin *intellektuella kapacitet* måste hon inte bara ha en uppsättning lämpliga gener utan också programmera sin hjärna med (lära sig) värdefull och hållbar intellektuell kunskap. Så sker också i förskolan, grundskolan, gymnasiet och högskolan. Intellektuella program som språk, matematik, fysik, kemi etc. inlärs dvs. inprogrammeras i den intellektuella hjärnans hårddisk. Insamlad intellektuell kunskap förs lätt vidare från individ till individ och från generation till generation. Människan är jämfört med andra arter helt suverän när det gäller intellektuellt och logiskt tänkande.

Olika avancerad programmering av hjärnans lober

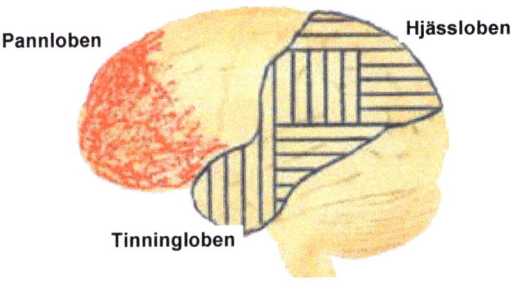

Fig. 18. Den intellektuella analysen av stimuli är avancerad eftersom hjäss- och tinninglobernas hårddisk är systematiskt programmerad. Den emotionella hårddisken i pannloberna är mindre systematiskt programmerad varför den känslomässiga värderingen blir primitiv.

Är det möjligt att även skola emotionell kapacitet?(se fig.18) Människan har en benägenhet att betrakta sig som en unik varelse och anser sig därför okränkbar, dvs. hennes känslor får inte styras utifrån. Idéer om emotionell skolning väcker därför ogillande. Anledningen till detta är att det förekommit och förekommer försök att genom manipulation påtvinga människor uppfattningar som de känslomässigt inte kan acceptera. Tortyr, hjärntvätt och radikalisering är inte ovanligt. Självfallet är detta helt oacceptabelt. Det innebär emellertid inte att vi helt skall avstå från att emotionellt handleda eller utbilda den mognande människan. Vissa etiska grundregler är vi eniga om och dessa måste förmedlas från individ till individ och mellan generationer. Någon systematiserad emotionell kunskap finns dock inte. I stället får människan förvärva denna kunskap genom föräldrars intuitiva uppfostran och senare i livet genom egen erfarenhet.

Intellektuell kunskap kan lätt lagras i hjärnan med hjälp av ord. Ord kan beskriva känslor men ger inget känslomässigt upplevande (intellektet och datorn kan inte älska). Det är tom. möjligt att det verbala språket blir ett hinder för emotionellt kunskapsinhämtande eftersom ord kan användas för att dölja obekväma känslor och hyckel för att nå fördelar.

Regler för etik, skrivna på bas av samlad emotionell erfarenhet, nedtecknas i lagböcker, men skrivna regler är inte det samma som emotionell kunskap. I Tyskland fanns redan före Hitlers maktövertagande skrivna regler för etik vilket inte hindrade Nazitysklands ledare att intellektuellt tolka dessa regler så att de ansåg sig berättigade att våldföra sig på vissa grupper av människor. Den äldre generationen har verbalt informerat den yngre generationen om judeutrotningen och andra världskrigets hemskheter men den emotionella kunskapen har inte överförts. När den äldre generationen försvinner kan rasistiskt tänkande på nytt växa fram.

Människors etik och moral prövas speciellt vid situationer då rättssystem försätts ur spel exempelvis i krig. Krigen i forna Jugoslavien, i Irak, Syrien och i vissa afrikanska länder visar på ett tydligt sätt människans emotionella otillräcklighet. I maktställning sätter hon sig över skrivna lagar och begår grymheter som står på mycket primitiv nivå. Även i fredstid prövas en människas moral. Den vanliga människan bryter ofta mot många av samhällets regler. Skattesmitning, ekobrott, svartjobb och rasism är vanligt förekommande.

I den etiska debatten anges att det måste finnas ett gemensamt etiskt minimum av värderingar för att ett samhälle skall kunna bestå. FN instiftade också för mer än 50 år sedan lagar om mänskliga rättigheter. Dessa lagar försätts ofta ur spel vid konflikter inom och mellan nationer. Internationella domstolar försöker med växlande framgång upprätthålla lagarna.

Debatten om etik inom medicin fick fart i samband med de s.k. Nürnbergrättegångarna då Nazitysklands medicinska experiment med mentalsjuka, intellektuellt efterblivna, fångar och judar uppdagades. Diskussionen fick ytterligare näring av Sovjets utnyttjande av psykiatrin för att eliminera oliktänkande liksom USA: s utnyttjande av fångar för utprövning av läkemedel. Som en följd av denna debatt tillkom år 1964 Helsingforsdeklarationen som reglerar medicinska försök på människa. I deklarationen anges att individer skall skyddas mot påtvingad kroppsligt lidande eller skada.

Kränkning av en individs integritet får inte ske vare sig fysiskt eller psykiskt. Alla människor skall ha lika värde och rätt till självbestämmande.

Vid universitetens medicinska fakulteter uppdagades att forskare tillämpade reglerna i Helsingforsdeklarationen på ett sätt som gjorde det tveksamt om individens (patientens) rätt verkligen sattes framför forskarens intresse. På 1960-talet tillsattes därför etiska nämnder vilka hade till uppgift att granska etiken i forskningen. Från början bestod dessa etiska nämnder av forskare vid den egna fakulteten. Det visade sig relativt snart att dessa representanter höll sina forskarkollegor mer eller mindre medvetet om ryggen vilket kunde vara till men för försökspersoner eller patienter som ingick i forskningen. Nämnderna utökades därför med lekmän och den utökade nämnden skulle gemensamt ansvara för att det fanns balans mellan de risker patienterna (försökspersonerna) utsattes för och de fördelar som kunde påräknas. De etiska nämnderna är numera viktiga organ vid universiteten och de inkluderar forskare, lekmän och jurister. Deras uppgift är att utöver att kontrollera att forskningen följer Helsingforsdeklarationens paragrafer *dessutom* bevaka att forskningen följer mer finstämda etiska övervägande som inte täcks av Helsingforsdeklarationens relativt grova regelverk. De etiska nämnderna är en modell för hur emotionell kunskap tillämpas i medicinsk forskning.

Emotionell utbildning

I utbildningssammanhang dyker vad som här kallas emotionell kapacitet upp under olika synonymer, däribland self-science (kunskap om sig själv), social kompetens, emotionell intelligens (EQ), livskunskap, empatisk förmåga och personlig intelligens. I sin bok "Emotionell intelligens" använder Goleman (1995) genomgående beteckningen EQ. Denna beteckning anses felaktig eftersom den sammanblandar emotionell kapacitet med intelligenskvot (IQ). Det finns inga test med vars hjälp man kan mäta kvoten mellan den vuxna människans emotionella kapacitet och barnets.

Uppenbart kan emotionell kunskap inte inhämtas enbart med hjälp av det skrivna ordet eller katedral föreläsning. Pavlovs experiment med hundar visar emellertid att emotionellt styrda beteenden kan programmeras. Genom att upprepa stimuli och belöna respektive straffa beteenden kunde

Pavlov få djuren att lära sig komplicerade beteenden. Människan har en långt mer differentierad emotionell förmåga än hunden och vid emotionell inlärning krävs inte så grova metoder som vid dressyr av hundar. Snarare kan den liknas vid fast handledning som kan innebära såväl olustig tillrättavisning som stimulerande uppmuntran.

Föräldrars uppfostran av barn

Försök med möss har gjorts som belyser föräldrars (och syskons) roll vid emotionell fostran (Ely och Henry 1974). Musungar som, då de slutat dia, togs bort från modern (familjen) och växte upp isolerade fick påtagliga sociala störningar. Även om de senare som vuxna överfördes till ett normalt mussamhälle kunde de inte anpassa sig. De svaga undanskuffades eller bets ihjäl medan de starka gick till omotiverade angrepp och förstörde på detta sätt den sociala harmonin i mussamhället. Djurförsöken illustrerar kärnfamiljens roll i fostran av barn.

Kärnfamiljen i traditionell mening finns knappast längre åtminstone inte i västvärlden. Den emotionella fostran som kärnfamiljen tidigare gav barnen, har i det moderna samhället inte helt kunnat kompenseras med dagis, förskola och grundskola. Barnen får otillräcklig emotionell handledning och blir "vildvuxna".

Barns och vuxnas önskningar och behov står ofta emot varandra. I vårt moderna samhälle uppstår därför lätt konflikter t.ex. på morgonen då föräldrarna skall till arbetet och barnen till dagis och det är bråttom och stressigt. Föräldrarna får svårare och svårare att säga nej eftersom de har dåligt samvete för att ägna barnen för lite tid. Detta kompenseras av ökad "snällhet". Bestämdhet och disciplin får stå tillbaka. Disciplin betyder här inte kadaverdisciplin utan gränssättning, vilket skapar trygghet. Detta hindrar inte barnet från att ständigt pröva var gränserna går och vuxna har ansvaret att utstaka dem, eftersom barnet självfallet inte hunnit få tillräcklig överblick.

Genom uppfostran överför föräldrar sina "känsloprogram" till barnen. De lär barnen att tycka om vissa saker och tycka illa om andra. Föräldrarnas känslomässiga inställning till hudfärg, ras, religion, politik, utbildning, skola, sport, musik, kamratliv, mat och dryck överförs till barnen. Självfallet finns risk att mindre lämpliga "emotionella program" förmedlas. Föräldrarna försöker göra sitt bästa men handlar intuitivt, eftersom de inte fått någon handledning i barnuppfostran.

Undervisning i emotionell förmåga

I grundskolans läroplan anges att skolan skall ge eleven social fostran dvs. förmåga till inlevelse och förståelse för andra människor. Ingen skall i skolan utsättas för mobbning. Tendenser till trakasserier skall aktivt bekämpas. Främlingsfientlighet och intolerans skall bemötas med kunskap, öppen diskussion och aktiva insatser. Hur omsätts läroplanen i praktiken?

Sannolikt sker undervisning i det som kan kallas känslomässig fostran i dagens skola efter lärarens egen intuition om sådan undervisning överhuvud taget ges. Elever uppträder ofta ohämmat eller så stökigt att lektioner inte optimalt kan genomföras. Eleverna har inte fått lära sig att i ett grupparbete som klassundervisning måste den enskilde individen kontrollera sina impulser så mycket att läraren kan genomföra undervisningen. Om barn redan i förskola och på lågstadiet tränas i impulskontroll som att sitta tyst under en lektionstimme, ökas förutsättningarna för ordnade lektioner i högre klasser.

Yngre skolbarn har ofta stor rädsla för att visa känslor och är rädda för att göra bort sig och för att bli retade av kamraterna. I tonåren är problemen annorlunda. Exempelvis kan tonåringarna vara ängsliga för att inte passa in i gänget. Gäng domineras ofta av omogna och ohämmade kamrater, som saboterar skolarbetet och uppmanar till missbruk och våld. Gänget har en benägenhet för ett regredierat dvs. primitivt beteende. Det är viktigt att grupp- och gängdynamik diskuteras med eleverna. När skall man falla undan och när skall man stå upp för sin åsikt?

Lärarna måste antingen själva eller med hjälp kunna klara av problem som mobbning, konflikter och relationsproblem eleverna emellan. Mobbning måste betecknas som ett symtom på en misslyckad utbildning i emotionell kunskap. Problemen bakom mobbning borde kunna lösas tidigare än då repressiva straff blir nödvändiga.

Det finns ingen anledning att återinföra aga i skolan. Disciplin i ordets positiva betydelse kräver inte så starka medel som aga. Disciplin är viktigt inte bara i skolan utan också för att barn som vuxna skall ha förmåga till impulskontroll och kunna hantera sina känslor i harmoni med omgivningen.

När är den mognande individen mest mottaglig för att inhämta emotionell kunskap? Pannloberna är inte färdigutvecklade förrän i 25 årsåldern, vilket innebär att före den åldern är de funktioner som står för beslutsfattande och långsiktig planering inte fullt utvecklade. Handledning och stödundervisning har därför förutsättning att ge goda resultat från förskolan ända upp i 25-års ålder. Efter denna ålder sker ett fortsatt kunskapsinhämtande dvs. en kartläggning av vad som är lust respektive olustbetonat i ens omgivning.

Eftersom, som tidigare nämnts, den *intellektuella* förmågan når full mognad i 15 årsåldern medan den *emotionella* förmågan når full mognad först tio år senare kan dessa tio år för många ungdomar bli en fas i livet då de gör mindre väl överlagda handlingar. Om individen inte fått någon skolning i impulskontroll kan konflikter med omgivningen uppstå som får ogynnsamma konsekvenser för hur individen lyckas i anpassningen till samhället.

.

Individens egen erfarenhet (trial-and-error)

Mest emotionell kunskap får vi genom den mycket omständliga och tidskrävande metod som kallas trial-and-error dvs. vi måste göra alla misstagen själva. Först efter lång erfarenhet dvs. när vi är gamla har vi fått stort emotionellt kunnande, något som ofta leder till spänningar generationerna emellan.

Koncentrationsproblem, ökad risk med digitala medier

Digitaliseringen har på gott och ont förändrat våra liv i grunden. Därav har det väckts ett antal frågor angående hur denna nya teknologi påverkar den emotionella miljön människor emellan och speciellt förhållandet mellan föräldrar och barn. Man ser idag ofta en förälder på promenad med barnvagnen framåtriktad och försjunken i att titta på sin smarta mobiltelefon medan barnet är utelämnat åt sig själv. När man betänker barnhjärnans snabba utveckling de första månaderna kan man oroas av bristen på ögonkontakt och kommunikation via kroppsspråket för att ge rätt stimulans för barnets emotionella förmåga.

I debatten om sociala medier framkommer åsikter både från föräldrar och barn hur de blir påverkade angående det emotionella klimatet. Nedan redovisas ett debattinlägg från en förälder som exemplifierar hur fascinationen för sociala medier kan skaka om på djupet när man tappar fokus på sina barn.

Det är helt sjukt, vi lever i våra mobiler! Vi är i parken med barnen rent fysiskt men någon helt annanstans i huvudet, skriver debattören.

Nu är det nog – ingen mobil i lekparken mer

Jag var i lekparken för ett par veckor sedan med mina två barn. Att öppna selen i vagnen är som att släppa ut en häst på en äng efter att den stått i stallet i flera år, benen börjar springa på barnen redan innan fötterna nått gruset. Som regel springer de alltid åt olika håll men en kort stund samlades bröderna i ett av de små husen i lekparken där Rio, två år, tålmodigt lagade gruskaka till sin lillebror som väntade vid bordet.

Det hela var så gulligt att mobilen åkte upp och jag förevigade det med ett par bilder. Ni vet själva känslan av att få till en perfekt bild. Den ska upp på sociala medier, så är det bara. Öppnade Instagrammappen och tyckte jag var extremt snabb men precis innan jag hinner trycka på publicera tittar jag upp och inser att inget av barnen är kvar. Rio hade inte gått långt utan stod vid "diskbänken" och diskade bort resterna från grusmiddagen. Flynn däremot. Borta. Jag tog Rio i handen och började leta. Först tänker man "Äh, det är lugnt, han kan inte ha hunnit så långt" sedan går det en stund och paniken smyger sig på. Innan man sansat sig flyger tankarna i väg och jag kommer på 400 olika trauman min lilla klumpiga superman kan ha råkat ut för. Han den där skumma mannen som stod vid sandlådan för en stund sedan, jag LOVAR att han har tagit Flynn. Eller har han klättrat över staketet och sprungit ner till vattnet? Jag hör en bil som tutar och blir alldeles kallsvettig. Helvete, är han ute på vägen?

I samma sekund knackar en mamma mig på axeln, frågar "är det honom du letar efter?" och pekar upp mot kullen i lekparken. Där, längst upp i den sjukt långa rutschkanan sitter Flynn, ett år, redo att åka. Han har själv tagit sig upp för den jättelånga trappan för att åka rutschkanan som bara "de stora barnen vågar åka". Han skrattar till innan han åker i en jäkla fart rakt ner. Jag springer för att hinna möta upp honom men hinner inte fram förrän han som en liten vante flyger ur kanan och landar i sanden. Jag fryser till, han gapskrattar. På vägen hem tar jag upp telefonen igen och raderar både Instagram- och Facebookappen. Går med sänkt huvud och skäms över att de där jävla sociala medierna tar upp tid från mig när jag umgås med barnen. Dagen efter är jag tillbaka i parken. Mobilfri. Den fick inte ens följa med ut. Jag går på avvänjning. Kommer på mig själv med att leta i fickan x antal gånger under dagen.

Dag tre. Tillbaka i lekparken och jag tänker inte ens på telefonen, jag letar inte efter den en enda gång. Mitt fokus har däremot flyttats från mitt eget mobilanvändande till andras. Här skulle jag vilja ha med mig kameran. Jag ser nästan inte en enda förälder som inte har mobilen i handen. En del springer efter barnen och försöker få till en fin bild, andra svarar på mejl, den klassiska Instagramtummen känner man snabbt igen. En del jagar Pokemons (ja, vuxna människor) och någon sitter och spelar Candy Crush. Det är helt sjukt, vi lever i våra mobiler! Vi är i parken med barnen rent fysiskt men någon helt annanstans i huvudet. Barn ropar: "Titta här mamma! Titta när jag hoppar!" och får svaret "mmm.. åååh titta vad du är duktig" medan blicken inte ens lämnar telefonen.

Det som stör mig mest är att för några dagar sedan stod jag där och skickade min ettåring utför ett fritt fall för att min hjärna var mer inställd på om Crema eller Aden-filtret skulle passa bäst till min bild. Ny regel för mig själv. All tid på sociala medier spenderas när barnen inte är med. Det kan inte vara viktigare att scrolla igenom andras bilder eller kolla senaste lajksen än vad det är att se mina egna barn. Den största fördelen med det kommer helt gratis. Barnen blir helt plötsligt lugnare, gladare och lyssnar mer. Att det beror på att de tidigare konkurrerade med Instagram ger mig bara sån ruskig ångest.

Denna debattartikel är ett exempel på hur de sociala medierna påverkar föräldragenerationen när det gäller den emotionella miljön. Ur barnets synvinkel har i Danmark en undersökning i det statliga Børnerådets regi genomförts angående hur barn upplever sina föräldrars användning av sociala medier. Undersökningen genomfördes bland 531 förskolebarn och barnen uppger att 43 % av deras föräldrar är "mycket stressade". En tredjedel av barnen har uppfattningen att deras föräldrar inte har tid att vara med dem. En femtedel uppger att de aldrig gör något kul med sin mamma eller pappa. I undersökningen uppger många barn att de blir ledsna, osäkra och bekymrade när föräldrarna stressar.

Barnpsykologen Charlotte Diamant intervjuad i Danska TV 2 säger att även mycket små barn kan ta skada av tidsbrist och stressade föräldrar. Det kan ge upphov till en inre oro som på sikt kan påverka barnets självbild och göra dem uppmärksamhetstörstande om de inte känner trygghet och omsorg från sina föräldrar. Ett av barnen är femåriga Sabine som säger. "att man nästan alltid har bråttom. Min pappa tittar mycket på sin telefon och min mamma tittar mycket på sin dator".

Bilden av hur sociala medier kan påverka det emotionella klimatet mellan föräldrar och barn stämmer till eftertanke att föräldrar bör ta ett steg tillbaka för att överblicka hur man prioriterar samvaron under de begränsade timmar som man tillbringar med sina barn. Detta speciellt under de första åren då det i barnets hjärna sker en explosionsartad tillväxt av nya nätverk i storleksordningen 1 miljon synapser/sekund.

En annan aspekt på användning av digitala medier är hur barn påverkas emotionellt under långa interaktioner med bildskärmar (skärmtid). Det mänskliga kroppsspråket har en stor påverkan på hur vi uppfattar och lär oss tyda andra människors känslor. Forskningen antyder att vid dialoger med andra kan upp till 70 % av kommunikationen ske med kroppsspråk och bara 30 % med de talade orden. I en nyligen utgiven forskarrapport av bl.a. Patricia Greenfield vid UCLA, (Greenfield, 2014) har man jämfört hur en grupp elever som under fem dagar inte fått använda digitala medier uppfattar känslor hos filmade personer med en grupp elever med normal tillgång till sociala medier. Forskarna ville utreda hur barnens sociala förmåga påverkades av mindre aktiviteter "ansikte mot ansikte". Undersökningen genomfördes i två grupper av sjätteklassare med 51 elever som under fem dygn deltog i en naturskola där TV, datorer och mobiler inte tilläts och en grupp med 54 elever med normal tillgång till digitala medier. Den senare gruppen spenderade i medeltal 4,5 timmar per dag framför skärmar i skolan och hemma.

Resultatet visade att de eleverna med fem dagar utan skärm hade förbättrat sin förmåga att läsa av ansikten jämfört med eleverna med tillgång till digitala medier. Antalet feltolkningar av olika ansiktsuttryck minskade med en tredjedel. Professor Greenfield menar att mycket användning av surfplattor minskar barns sensitivitet för emotionella uttryck vilket nedsätter förmågan att tolka andra människors känslor. Greenfield uttrycker det så: "När den personliga kontakten ersätts med interaktion via skärmen, verkar de sociala förmågorna försämras". Om man inte övar sig i att kommunicera ansikte mot ansikte kan viktiga sociala färdigheter gå förlorade. Vi är sociala varelser och behöver apparatfri tid.

Anknytning, barnets viktigaste emotionella behov.

John Bowlby och Mary Ainsworth som på 1950 talet arbetade för WHO med stöd till barn som separerats från sina föräldrar upptäckte hur viktig den tidiga omvårdnaden var för att kunna hantera livshändelser senare i vuxen ålder.

Till skillnad från många djur behöver ett barn många år av utveckling från födseln tills det kan klara sig själv. Genom evolutionen har barnen utrustats med beteendesystem som syftar till att skapa anknytning till sina föräldrar för den omvårdnad som de absolut behöver för överlevnad. Redan det nyfödda barnet har medfödda reflexer för att öka sina rörelser eller skrika för uppmärksamhet vid obehag/behov och sugreflexer respektive gripreflexer i händerna för att få näring. I detta sammanhang är lukt och känselsinnena viktiga för barnet som via amning kommer modern nära, vilket skapar emotionell trygghet. Enligt Bowlbys forskning har barnet en medfödd beredskap att anpassa sig till olika typer av omhändertagande där en eller några närstående personer knyter an och regelbundet tillgodoser barnets behov.

94

Vid 3 månaders ålder kan barnet använda kroppsspråk och le för att hålla kvar vuxnas uppmärksamhet och uttrycka vad de gillar respektive ogillar. I 6-7 månaders ålder är barnet mer moget kognitivt och emotionellt vilket bygger upp minnen av omvårdnaden. Dessa upplevelser av våra vårdnadhavares omvårdnad har betydelse för hur barnets hjärna kommer att utvecklas. Barnet bildar mentala erfarenhetsberoende modeller för sociala relationer som fungerar som prototyper för framtida relationer.

När ett barn är stressat eller oroligt aktiverar det anknytningssystemet som för barnet till sin vårdnadshavare som ger trygghet i situationen. I mer avslappade situationer tar barnets nyfikenhet över som utforskar omgivningen för utveckling av färdigheter och jagkänsla. I 1 års ålder har barnet skapat inre arbetsmodeller vilka återspeglar hur barnet beter sig mot sina anknytningspersoner. Forskaren Mary Ainsworth med kolleger skapade en modell "Strange Situation Procedure" för att kunna kartlägga hur olika barns anknytningsmönster såg ut. Man definierade fyra typer av anknytningsmönster enligt nedanstående tabell:

- A   Otrygg undvikande anknytning, Barn i denna grupp har erfarenhet av sin vårdnadshavare som någon som inte är riktigt redo eller villig att möta behovet av närhet som barnet har.

- B   Trygg anknytning, Ett tillstånd hos barnet där hen känner sig säker på tillgång till anknytningsperson vid fara eller hot (ca 60 % i västvärlden).

- C   Otrygg motspänstig/ambivalent anknytning, Barn i denna grupp har erfarenhet av sin vårdnadshavare som finns där men är otillräcklig (oförutsägbart beteende).

- D   Otrygg desorienterad anknytning, Barnets beteende motsägelsefullt i hanterande av närhet, de är desorienterade.

Denna modell används för att undersöka barns anknytningsmönster.

Barn i grupp A visar ofta inte sitt behov av närhet utåt utan framstår som självständiga. Vid undersökning av dessa barns hjärnor uppvisar de samma stressnivåer som andra barn i hotsituationer, skillnaden blir bara att deras trygghetsbehov inte riktigt uppfylls. Barn i grupp B har god balans mellan anknytningssystemet och utforskarsystemet. Barn i grupp C blir ofta klängiga och krävande på grund av vårdnadshavarens oförutsägbara beteende. Anknytningsmönster D har visat sig vara den allvarligaste formen av otrygg anknytning. Vanligt är att dessa barn vuxit upp med föräldrar med missbruk eller psykisk sjukdom. Forskare tror att orsaken kan vara att barnet skräms av anknytningspersonens beteende och inte vet om man kan välja mellan närmande eller en undvikande reaktion.

De flesta forskare menar att den tidiga anknytningen har en stor påverkan av våra liv med att reglera våra känslor och hantera tillfälliga motgångar under vuxenlivet. Forskning tyder på att personer med A eller C anknytning (organiserade otrygga anknytningar) får fler känslomässiga problem i vuxen ålder. Personer med D anknytning har en ökad risk för att drabbas av psykisk sjukdom och psykosociala problem.

I dagens förskolor där barn redan från 12 månaders ålder skall skolas in i en större grupp med andra barn måste stor hänsyn tas till barnets behov av anknytningsperson. I debatten ställs frågan om så små barn är mogna för denna stora omställning. Vissa forskare anser att otrygghet i barnets anknytning under dessa tidiga år kan ligga bakom den alltmer ökande psykiska ohälsan bland ungdomar. Under åren 1988-2012 visar statistik att i åldern 16-24 år har psykiska problem bland flickor ökat från 8 % till 32 % och bland pojkar från 3 % till 9 % (ref. För våra barns bästa, Annica Dahlström, 2016).

Bakom dessa siffror visar forskning att ständig stress i stora barngrupper ger höga kortisolnivåer i blodet som kan skada hjärnans utveckling av bl.a. hippocampus och kan ge ökad stresskänslighet i vuxen ålder. Enligt undersökningen "Study of early child care" utförd av organisationen NICHD (Child Health and Human Development) i USA föreligger ett linjärt förhållande mellan det kumulativa antalet timmar i förskola och eventuella psykiska problem senare i livet. Det finns naturligtvis en stor variation mellan olika barn och deras känslighet i behovet av anknytning.

Dessa forskningsresultat manar till eftertanke då den ekonomiska styrningen i samhället idag medför ökade barngrupper där förskolepedagoger har svårt att kunna hantera anknytning till varje enskilt barn i tillräcklig utsträckning. Frågan kan ställas om åldersgränsen 12 månader kanske är för tidig för att ge barnen en grundtrygghet i livet med avseende på anknytningen. Här kan också en hög personalomsättning med hög sjukfrånvaro medföra problem med anknytning till ett enskilt barn.

I detta sammanhang är det föreslagna ämnet emotik en nödvändighet i förskolan där förskolepedagogen kan förmedla kunskap om känslor och ge barnen ett språk för kommunikation av känslor. I Del IV (avsnitt: Emotionell utbildning, praktiska erfarenheter) ges exempel på hur man med hjälp av dockor med olika känslouttryck kan kommunisera med barnen och förmedla denna kunskap.

Del IV

Undervisning i emotionell kapacitet

I denna del behandlas hur man lämpligen bygger upp en kunskapsbas angående emotioner/känslor som kan förmedlas till barn och ungdom i den Svenska skolan. Det krävs en anpassning av innehållet för respektive åldersgrupp där man tar hänsyn till den emotionella mognaden hos eleverna. Neuroforum har arrangerat ett antal workshop i olika ämnen bl.a. om skolans inre arbete där ämnet Emotik behandlades och deltagande lärare gav intressant återmatning. Under workshopen hölls bl.a. två föredrag angående undervisning i känslor med inriktning dels mot förskola och dels problemelever/ungdomsskoleelever. I kapitelet ger vi en kort redovisning av hur denna pågående undervisning är upplagd och ger referens till föreläsarnas dokumentation.

Hur ser undervisningen ut i dagens skola?

Utbildning i intellektuella ämnen är intensiv. Från förskolan i femårsåldern ända upp till högskolan får elever undervisning i intellektuella kunskapsämnen. Genom denna omfattande utbildning blir människan så skicklig att hon behärskar alla andra arter på jorden.

Undervisning i emotionella kunskapsämnen är mer sparsam i den moderna skolans schemaläggning. Beror detta på att kunskapen om känslor och känslomässiga reaktioner är otillräcklig och inte vetenskapligt tillräckligt prövad för att utgöra grund för ett eget kunskapsämne? Vi tror inte att detta är det verkliga skälet. Tillräcklig kunskap finns. Det verkliga skälet är sannolikt att den intellektuella kunskapen är så högt prioriterad inom vår moderna skola att det inte kan ges utrymme för annan utbildning. Enligt vår mening är det angeläget att skapa utrymme för ett nytt läroämne om människans känsloliv som lämpligen kan kallas *Emotik*.

"Kommittén om forskningsetik" överlämnade 1999 ett betänkande "God sed i forskningen" till regeringen. I förslaget angavs att utbildning i forskningsetik skall vara ett obligatoriskt inslag i all forskarutbildning. De flesta var enligt förslaget överens om att vetenskaplig oredlighet förekommer och att det finns ett stort mörkertal. En satsning på forskning om forskningsetik ansågs angelägen. Uppenbart krävs undervisning i emotionell kunskap även på universitet och högskola.

Hur kan undervisningen i emotik se ut i framtidens skola

Nedan ges förslag på ämnesområden som antas vara aktuella i ämnet emotik. Ämnet måste anpassas till elevernas mognadsnivå och vara återkommande dvs. finnas både i förskola och på låg-, mellan- och högstadium.

Områden viktiga vid undervisning i emotik:

- Vad är känslor
- Vad är känslors ändamål
- Känslors indelning
- Empati
- Det emotionella språket
- Impulskontroll
- Känslor kopplade till händelser
- Utlevelse av känslor
- Sex och samlevnad
- Etik och moral

Nedan diskuteras förslag till hur dessa områden i undervisning av emotionell kapacitet kan definieras och förmedlas.

99

Undervisningen kan inte förmedlas enbart med en katedral föreläsning. Undervisning i känslomässigt beteende måste "kännas in" dvs. undervisaren måste nå eleven känslomässigt. Det blir då viktigt att ha en metodik med vars hjälp man försöker nå eleverna. Exempel på metodik ges i texten.

Man bör också utgå ifrån att, liksom vad gäller intellektuell kapacitet, varierar emotionell kapacitet (förmågan att lära sig) efter en normalfördelningskurva. Vissa barn har svårare att lära sig emotionell kunskap än andra dvs. vi har emotionellt subkapabla och emotionellt superkapabla individer.

Vad är känslor/emotioner och vad är deras ändamål

Känslor och logiska tankar skall hållas isär. Känslor är förnimmelser av lust eller olust medan tankar är med ord formade beskrivningar av det upplevda. Känslor upplever vi i vårt medvetande. Den av stimuli uppväckta känslan utlöser kroppsliga reaktioner. Känslan tillsammans med den kroppsliga reaktionen kallas emotion. När vi i dagligt tal använder ordet känsla menar vi som regel emotion dvs. såväl den mentala förnimmelsen som den kroppsliga reaktionen.

Den emotionella reaktionen är lika snabb som tanken. Den kroppsliga reaktionen kan mätas. Hjärtfrekvensvariabilitet (hur tiden mellan hjärtslagen varierar), blodtryck och hudkonduktans (hudens förmåga att leda ström) är tre sådana sätt. Detta emotionella "språk" kan korreleras med det verbala språket. Om språken inte stämmer överens beror det oftast på att individen inte är sanningsenlig, dvs. individen försöker med sitt verbala språk dölja den emotionella reaktionen. Det emotionella svaret är det man litar på. Det är nämligen svårt att ljuga med det emotionella språket.

Lika väl som en tanke är en biokemisk process mellan nervceller är en känsla en biokemisk process. Ibland kan den emotionella reaktionen komma före den intellektuella varseblivningen. I psykologiska försök har det tolkats som om individen har en övernaturlig förmåga att se in i framtiden. Försökspersonen reagerar fysiologiskt på stimuli innan "stimuli hänt" dvs. innan händelsen nått det intellektuella medvetandet.

Förenklat kan man anta att inkommande stimuli först kommer till den basala kärnan thalamus. Därifrån vidarekopplas stimuli till hjärnans olika minnesområden. De emotionella minnena finns huvudsakligen lagrade i främre delarna av frontalloberna medan de intellektuella minnena finns representerade i hjäss- och tinningloberna. Känslorna utlöser, via det limbiska systemet, kroppsliga reaktioner som stress eller avslappning.

Thalamus sänder stimuli samtidigt och parallellt till olika minnesområden. Hjärnan håller fast vid denna samtidighet vilket betyder att i framtiden hänger det emotionella minnet ihop med det intellektuella och det motoriska. Thalamus uppgift att samordna stimuli är av fundamental betydelse. Man kan fråga sig hur en störd thalamusfunktion kan upplevas, dvs. om de intellektuella, de emotionella och de motoriska associationerna inte är samordnade. Man skulle då vara vilsen i sin egen värld. Starka emotioner skulle exempelvis knytas till banala händelser och vice versa. Inom psykiatrin diagnostiseras vissa patienter som psykotiska, dvs. de reagerar inte på normalt sätt. En av författarna har bedömt många patienter med schizofren psykos. Viktiga symptom är att man inte kan nå patienten emotionellt. Patienten har inadekvata känslor och verkar vilsen. Patienten kan även ha motoriska störningar. Förvisso skulle en störning av thalamus förmåga till samordning kunna förklara flera av de symptom som den schizofrene patienten uppvisar.

Vid schizofreni har man vid undersökning med magnetkamera kunnat påvisa avvikelser i thalamus (Andreasen et al 1994, Buchsbaum et al 1996). Vid obduktion av patienter som före döden erhållit diagnosen schizofreni har prov tagits från thalamus. Biokemiska avvikelser vid jämförelse med kontrollmaterial har registrerats (Davidsson et al 1999). Synapsproteinet rab3a, var signifikant sänkt i thalamus. Rab3a och synaptofysin (ett annat synaps-protein) var signifikant sänkta i två andra delar av det limbiska systemet nämligen gyrus cinguli och hippocampus. Inga skillnader förelåg i tinninglobens bark och lillhjärnan. Fynden tolkades så att en reducerad täthet av synapser i thalamus och i limbiska systemet kan vara en viktig faktor i den molekylära orsaken till schizofrenis neuropatologi.

Empati

Forskning av en grupp italienska forskare under ledning av Giacomo Rizzolatti vid universitetet i Parma, pekar ut en del neuron i hjärnan som kallas spegelneuron och som kan sägas ligga bakom den unika förmågan till mänsklig medkänsla (Rizzolotti et al 2006). Forskarna studerade apor (makaker) för att mäta hur hjärnan styr målinriktade handlingar, som att gripa objekt, genom att spela in signaler från individuella nervceller i den motoriska delen av hjärnan, när apan grep matbitar. Vid ett av experimenten sträckte sig en av forskarna efter en banan och samtidigt reagerade nervceller hos apan. Forskarna blev förvånade av att de motoriska nerver som styr muskler reagerade på apans synintryck. Fortsatta experiment visade att nervceller gav samma signaler när apan utförde en rörelse som om den såg någon annan göra en liknande rörelse. Även ljudet när någon annan åt t.ex. en jordnöt fick apans nervceller att reagera som om den själv åt jordnöten. Nervcellerna i apans hjärna simulerade signaler som motsvarade att apan själv utförde handlingen.

Den fortsatta forskningen har visat att människans hjärna beter sig på liknande sätt och det finns större områden med specialiserade spegelnuron i människohjärnan. Resultaten pekar på att vi med hjälp av spegelnuron kan sätta oss in i andras tillstånd. I experiment har man sett att spegelneuron kan identifiera avsikten med en handling. Experiment med aporna visade att det är olika nervceller som registrerar en hand som flyttar ett äpple eller en hand som för äpplet mot munnen för att äta. Forskaren Christian Keysers har identifierat att det finns spegelneuron i människohjärnan som kan spegla handlingar, intentioner och rena känslor. Han konstaterar också att forskning visat att graden av empati hos en människa kan kopplas till hög aktivitet i spegelneuron, vilket påverkar graden av medkänsla hos en individ. Spegelneuron har blivit att stort forskningsfält, som visat att Brocas område i hjärnan, som styr den motoriska talförmågan, innehåller många spegelneuron och är central för språkinlärning hos barn. Detta kan vara en förklaring till barns språkutveckling då de först lär sig tala genom att härma musklernas rörelser i ansikte och mun.

När det gäller kroppsspråk så ligger troligen förklaringen till att vi i olika situationer härmar personer som vi betraktar, t.ex. gäspar, skrattar eller speglar kroppspositioner, i aktivitet i våra egna spegelneuron, som speglar den personens rörelser och känslor.

Empati (inlevelse, medkänsla) är förmågan att uppleva och förstå andra personers känslor. Även ens egen förmåga att med kroppsspråket uttrycka vad man känner bör räknas till empatisk förmåga. Vissa människor är mer empatiska än andra varför både arv och miljö påverkar.

Omgivningsfaktorer har betydelse vid inlärning av emotioner vilket visats av professorn i psykologi Sherry Turkle (Turkle 2015). I en studie visade hon att mobiltelefonernas ständiga närvaro gör att vi pratar mindre och ytligt med varandra. I en annan studie visade hon att studenternas förmåga till empati hade minskat med 40 % under de senaste 20 åren.

Umgänget med datorer och mobiler upptar många människors nästan all vakna tid. Vi tillbringar mer tid på nätet och mindre tid i kontakt människa till människa. Det är i den senare kontakten som emotionell förmåga tränas och utövas. Kontakten över nätet är oftast enbart verbal. Intressant nog är det vårt intellekt som har konstruerat datorn. Datorn är egentligen en förlängning av vår intellektuella hjärna och är numera en alltmer viktig del av våra liv.

Sherry Turkles forskning pekar på att vi står inför ett hot mot den empatiska människan. Tidigare var hemmavarande mödrar de som stod för handledning i empati. Far och morföräldrar hörde till familjekretsen och kunde både berömma och förmana barnen. Kan skolan ersätta denna alltmer minskande utbildning. Hur skall vi få såväl barn som vuxna att umgås mer som människa till människa och inte via den av intellektet formade tekniken. Datorn kan inte älska!

Det emotionella språket

Som människor interagerar vi varje sekund med omgivningen och speciellt när vi samtalar med andra människor i sociala sammanhang, så finns det många omedvetna signaler som vi fångar upp och som styr våra reaktioner på olika sätt. Redan när vi är små barn så härmar vi våra föräldrar och när de ler, så ler vi automatiskt tillbaka.

Språk är kommunikation mellan individer. Vi skiljer mellan ett symbolspråk (verbalt språk) och ett kroppsspråk. Känslor kommuniceras i första hand med kroppsspråket. Det emotionella språket uppfattas ibland som parakommunikativt, dvs. det ligger "vid sidan om" det talade språket. Andra namn är teckenspråk, gestspråk, kärlekens språk och maktspråk. Det emotionella språket är dock det genuina medan symbolspråket tillkommit långt senare i människans utveckling. Lägre arter kommunicerar huvudsakligen med det emotionella språket. I sin bok om emotioner "Expression of the Emotions in man and animal" anger Darwin att människans sätt att uttrycka emotioner har mycket gemensamt med djurs.

Det emotionella språket består av gester, förändringar i kroppshållning och kroppsfunktion vilka är en följd av den upplevda känslan. Vid t ex vrede frisätts adrenalin från binjurarna. Detta leder till ökad hjärtklappning, samtidigt som blod förs ut till muskulaturen. Individen får en begränsad eller koncentrerad uppmärksamhet, vilken fokuseras på "fienden". Dessa förändringar är till för att anpassa kroppen till strid. Den stirrande blicken och kroppshållningen ger fienden vetskap om att denne skall vara beredd på anfall. Vid upplevd fara sker liknande förändringar. Blod förs till de stora musklerna, varvid individen blir blek och stel. "Blodet blir till is i ådrorna." Det handlar om att fly eller gömma sig. Lycka och kärlek visas bl. a. med avslappning av kroppens muskulatur. I en människas ansikte finns ett mycket stort antal muskler som ger oss förmåga till mimisk aktivitet med vilken vi kan uttrycka varierande och mycket finstämda känslor.

Professorn i psykologi Paul Ekman är en av pionjärerna när det gäller förståelse av kroppsspråk där han speciellt inriktat sig på ansiktsuttryck och gester. Tidigare ansåg forskningen att t.ex. uttryck för glädje och sorg var kulturellt betingade och inlärda. Ekman (Ekman 2016) beslöt att utforska hur urbefolkningarna som inte haft kontakt med västerländsk kultur uttryckte sina känslor i motsvarande situationer och beslöt att 1967 åka till Papua Nya Guinea och besöka Fore-folket som levde på stenåldernivå för att studera deras icke verbala beteende. Ekmans teori var att som Darwin förutspått, ansiktsuttryck är universella och delvis medfödda. Ekman filmade och spelade in på band hur invånarna reagerade i olika yttringar av glädje, rädsla och sorg i situationer som han iscensatte. Han hade också med sig ett galleri med bilder med porträtt av glada och ledsna amerikaner, där invånarna genom tolk skulle förklara deras tolkning av känslor. Ekmans utvärdering av det insamlade materialet visade att Fore-folkets miner i olika situationer överensstämde exakt med våra miner i västvärlden. Detta pekar på att eftersom de elementära emotionerna som glädje, sorg, rädsla och vrede uttrycks lika överallt, så är de medfödda.

Ekmans fortsatta forskning inriktades på att kartlägga alla de möjliga ansiktsuttryck som kan framkallas av olika muskler i ansiktet och skapa ett bibliotek för igenkänning av dessa ansiktsuttryck. Tillsammans med forskaren W Friesen skapade Ekman 1978 det första heltäckande verktyget för att objektivt mäta ansiktsrörelse vilket gavs namnet Facial Action Coding System (FACS). I systemet tilldelas varje ansiktsrörelse ett nummer där t.ex. "9" betyder rynka näsan och "15" betyder pressa ihop läpparna. En känsla kan uttryckas genom att flera ansiktsrörelser kombineras som t.ex. sorg uttrycks 1+4+15, där "1" betyder inre ögonbryns rörelse och "4" ögonbrynens sänkning. Graden av uttryck anges med en bokstav A ... E där E är maximalt uttryck. Totalt är 46 olika ansiktsrörelser möjliga att ange och dessutom finns ytterligare nummer för huvudrörelser och position av huvudet. Ur kroppsspråkssynpunkt är de här ansiktsuttrycken normalt inte under medveten kontroll utan speglar personens känsloläge. De stora känslorna som t.ex. sorg, glädje och ilska uttrycks normalt under längre tider från sekunder till minuter och kallas Macrouttryck.

Sjuttio procent av kommunikationen mellan människor anses ske med det emotionella språket. Vid kommunikation med en person som använder heltäckande slöja upplever man hur detta känslospråk "förstummas". Det är lätt att ljuga med symbolspråket betydligt svårare med det emotionella. Även en skicklig skådespelare har svårt att övertyga åskådaren om annat än att de känslor han uppvisar är spelade och inte genuina.

Det är viktigt att hålla isär begreppen kroppsspråk och symbolspråk och att veta att de inte alltid stämmer överens. Man kan med vänliga ord uttrycka elaka tankar. Strindberg uttryckte detta provokativt genom att säga att människan uppfann symbolspråket för att kunna dölja obekväma känslor.

Vårt, ur utvecklingssynpunkt tämligen unga symbolspråk, har ägnats stort intresse. I skolan ägnas mycket tid åt undervisning i svenska och andra språk. Undervisning i det emotionella språket saknas på schemat trots att det utgör sjuttio procent av kommunikationen människor emellan!

Kontroll av känslor

Daniel Goleman framhåller i sin bok om "Emotionell Intelligens" att den del av hjärnan som bearbetar emotioner arbetar snabbare än den del som står för rationellt tänkande, vilket har till följd att emotioner blockerar det rationella tänkandet. Enligt vår mening skiljer inte Goleman mellan beteenden styrda av reptilhjärnan och beteenden som är bearbetade av hjärnbarken. Vid kraftig stimulering eller vid ett väl inövat beteende (bilkörning) kan en individ handla reflexmässigt (the low road, figur 15), dvs. stimuleringen leder till momentan icke medveten handling. Vid kraftigt hot kan okontrollerad aggressivitet eller en flyktreaktion utlösas. Ibland kan svaret även bli total förlamning. Dessa reaktioner som sker på reptilhjärnans nivå blockerar både rationellt kännande och tänkande.

När det gäller stimuli som bearbetas kortikalt (the high road, figur 15) har Goleman enligt vår mening fel när han påstår att den emotionella associationen går snabbt och därigenom blockerar den intellektuella. Den intellektuella såväl som den emotionella associationen sker parallellt och lika snabbt. Samtidigheten i tanke och känsla är viktig.

Förmågan att ge ett emotionellt bearbetat svar kräver, utöver en emotionell minnesförmåga, även förmåga till impulskontroll eller självdisciplin. Hämning av impulser är en fundamental förmåga för mänskligt beteende. Genom att hämma reptilhjärnans primitiva reaktioner och i stället med hjälp av pannlobernas bark bearbeta det svar vi ger, ökar vi individens förmåga till ett anpassat beteende. Om självdisciplin inte tränas av föräldrar och skola kan barnet inte utvecklas emotionellt på ett optimalt sätt. Obearbetade impulser får styra, vilket leder till emotionell vildvuxenhet som kan vara svår att få bukt med senare i livet.

Känslor kopplade till händelser

Vid stimulering registreras händelser dels logiskt med vår intellektuella förmåga dels känslomässigt med vår emotionella. Tanke knyts till känsla om de upplevs samtidigt. I de flesta fall är detta rationellt; gynnsamma händelser kopplas till lust och ogynnsamma till olust. Föräldrar vet att korrigering eller belöning måste komma i anslutning till förseelsen. Om påföljden kommer senare blir sambandet oklart och barnet kan känna sig orättvist behandlat.

Känsla knyts tidsmässigt till händelser även om något orsakssamband inte finns. Ett exempel är att när mordet på Olof Palme diskuteras minns de flesta exakt på vilken plats de befann sig då de fick beskedet om mordet trots att platsen inte har någon relevant betydelse. Hjärnan memorerar platsen lika tydligt som den memorerar känslan.

Att känslor och händelser endast tidsmässigt och därför inte alltid rationellt knyts samman utnyttjas inom affärsvärlden. I reklam knyter man ofta en bild av något lustbetonat till den vara man vill sälja trots att något rationellt samband inte finns. Vi översköljs av bilder och scener som väcker lust men som också presenterar den vara man önskar sälja. Utan att vara klart medveten om det upplever den presumtive kunden en viss lust då han vid besök i livsmedelsbutiken ser varan i butikshyllan, vilket leder till att han eller hon köper just den varan.

Utlevelse av känslor

För normal känslomässig utveckling är det viktigt att lära sig inte bara att kontrollera utan också att leva ut känslor. Lärare bör lära sig att känna igen barn med kraftigt hämmat känsloliv. Sådana barn verkar tillbakadragna och skapar inga större problem i det dagliga skolarbetet, men de kan ibland få ohämmade känsloutbrott. Dessa kan bli så dramatiska att tragiska våldshandlingar begås som kan få allvarliga konsekvenser. Det har hänt att elever tagit med sig vapen till skolan och skjutit vilt omkring sig. Självmordsförsök som oftast misslyckas kan också förekomma. Våldsamma känslomässiga utbrott hos barn kan bero på att de inte tidigare fått möjlighet att uttrycka känslor och därför har ett uppdämt behov. För barn med hämmat eller stört känsloliv är det viktigt med kunniga vuxna som känner igen symptomen och kan ge stöd. Sådana riskelever borde ha rätt till psykoterapeutiska samtal.

Är miljön i skolan en bidragande orsak till att vissa elever får psykiska störningar i form av depression, sömnbesvär, ätstörning och oförmåga till koncentration. Den nuvarande skolan med vildvuxna ungdomar och stökiga lektioner stressar både elever och lärare. Lärarna kan frivilligt lämna den stressande miljön och byta yrke. Däremot måste barnen gå kvar och uthärda stressen. Vissa elever löser dessa problem genom att skolka eller med datorns hjälp fly in i den virtuella världen med utanförskap som följd.

Sex och samlevnad

Utbildning i sexualkunskap bör följa individens sexuella mognadsnivå. Eftersom det rör sig om intima känslor kan man överväga att ha en extern undervisare för vilken eleverna inte behöver uppleva genansreaktioner i samma grad som inför en ordinarie lärare.

Undervisningen bör omfatta inte bara kärlek och sex mellan man och kvinna utan även information om homosexualitet, bisexualitet och transsexualitet.

Etik och moral

Etik och moral är begrepp som ibland används synonymt. Båda orden betyder egentligen sedvänja. Med etik menas de normer som gäller i ett samhälle och med moral hur den enskilde individen förhåller sig till dessa normer. Människan har med all säkerhet haft en moral långt innan etiska regler för ett samhälle nedtecknades. Moralen utvecklades från de i den mänskliga naturen inbäddade känslorna att ta hand om sin avkomma. I och med att resurserna för överlevnad ökade kunde inte bara den egna familjen utan även andra närstående omfattas av detta omhändertagande. Hög moral är när man låter känslor styra sitt beteende så att så många som möjligt får det så bra som möjligt. Det kan också uttryckas så att man i mesta möjliga mån undviker att orsaka lidande.

Etik är ett av intellektet nedtecknat regelverk för hur vi skall bete oss i umgänget med varandra, med djur och natur. I den enskilda situationen räcker dock inte detta regelverk till. Känslor spelar på många strängar och varierar på ett så sofistikerat sätt att de inte kan styras av ett med ord aldrig så väl formulerat regelverk.

Människans moraliska handlande är beroende av hennes emotionella förmåga. Hög emotionell kapacitet innebär förmåga till moraliskt ansvarstagande. I boken "Konsten att vara snäll" (2005) diskuterar Stefan Einhorn ingående etik, moral och etiska dilemman. En annan bok som också kan rekommenderas är Birgitta Forsmans "Gudlös Etik" (2011). I den senare boken diskuteras ingående religionens betydelse för etiken och författaren poängterar att det är hög tid för etiken att befria sig från religionens tvångströja. Vi instämmer i Birgitta Forsmans kritik mot religionen. Ur vetenskaplig synpunkt kan föreställningar om den gudomliga människan inte accepteras. Dessutom innebär dessa föreställningar svårigheter för mänsklig fredlig samlevnad.

Emotik och religion

De religiösa föreställningarna matas tidigt in i barnets såväl intellektuella som emotionella hjärnas hårddiskar och dominerar tänkandet lika påtagligt som Windows programvara dominerar datorns sätt att arbeta. Barnet har begränsad förmåga att byta programvara speciellt eftersom ingen bättre programvara finns.

Religion bygger på känslomässig övertygelse. Filosofer och samhällsvetare har antagit att människor blir mer sekulära, i betydelsen mindre religiösa, i och med ökad intellektuell utbildning. En filosof uttryckte det på följande sätt "En dag kommer det ögonblick då solen bara lyser över fria människor som inte känns vid någon annan herre än sitt eget förnuft."

Statsvetaren Rodney Stark USA och hedersdoktor vid Lunds Universitet hävdar dock att 81 % av jordens befolkning alltjämt tillhör en religiös organisation. Trots att världen moderniseras snabbt är religionen inte alls på tillbakagång. Femtionio procent av jordens befolkning tror på helvetet. De flesta människor vill att livet skall ha en högre mening.

Det krävs emotionell mognad för att acceptera att människan liksom alla andra varelser på jorden, inte besitter någon övernaturlig "andlighet". Det finns inte mer mening med en människas liv än med andra "lägre" stående arters liv. I Sverige har gruppen ateister under de senaste decennierna ökat från 6 % till 15 %. Om man utgår ifrån att människan inte har någon övernaturlig förmåga måste religionen och dess innehåll vara skapad i vår intellektuella fantasivärld där några fysiologiska lagar inte behöver följas.

Religiös övertygelse kan leda till mycket olyckliga konsekvenser inte minst krig, Man kan säga att religion är en biverkan av att vi utrustats med en hjärna som kan tänka, känna och fantisera. Vi har minnesfunktioner och i vårt medvetande förmågan att simulera skeenden och att antecipera konsekvenser. Människan kan därför förutse sitt eget döende och sin död, vilket väcker ångest. Denna ångest leder till att hon flyr in i en religiös fantasivärld som ligger utanför vår verklighet. Om man vill förhindra religion i dess nuvarande form måste man presentera andra övertygelser som kan hjälpa människan mot hennes dödsångest. Utbildning i emotik kan vara en väg.

Emotionell utbildning, praktiska erfarenheter

Det finns ett antal olika typer av enskilda initiativ när det gäller emotionell utbildning, men inget samlat utbud i förskolor, grundskolor, gymnasier eller universitet i Sverige. Neuroforum har haft en konferens och flera workshop för lärare/skolledare där bl.a. ämnet emotik har tagits upp. Det har visats stort intresse av deltagarna för införande av emotionell utbildning i skolor på alla stadier. Här redovisas några sådana projekt som dels genomförts på Kattegattgymnasiet i Halmstad och dels genom presentationer vid vår workshop om skolans inre arbete.

Från ett initiativ från rektorn på Kattegattgymnasiet i Halmstad har medlemmarna i neuroforum professor Rolf Ekman, professor Aadu Ott och pedagogen Ulrika Ahlkvist medverkat i ett flerårigt projekt initialt kallat "hjärngym" med start 2013. Projektet har succesivt genomförts under de tre årskurserna i gymnasiet med införande av metoder för en "hjärnsmart skola". Konceptet har utmynnat i kursmaterial inriktat på metoder för att utveckla elevernas förståelse av hjärnans funktion och speciellt inverkan på optimalt lärande. Årskurs 1 inleds med ett projekt "hjärnkoll" där eleverna undervisas i 10 goda vanor som ger medvetenhet om hur man får en bra hjärnhälsa.

I tabellen på nästa sida redovisas de 10 goda vanorna som ingår i utbildningsmaterialet.

1. Mat, hjärnan behöver energi, bra råvaror, god tillagning, inte snabbmat och socker.

2. Fysisk träning, bildas nya hjärnceller vid fysisk aktivitet, du blir smartare.

3. Positiv tanke, avsätt tid för positiva tankar, skapa positiva strukturer.

4. Hantera stress, bygg upp motståndskraft mot stress.

5. Lär nya saker, ny kunskap skapar stimulans och därmed nya synapser i hjärnan.

6. Repetition, repetition skapar spår i hjärnan som gör att kunskap fastnar.

7. Omväxling, Din hjärna mår bra av omväxling och älskar utmaningar.

8. Ta egna beslut, lär dig strategier att forma egna beslut.

9. Vänner, umgås med vänner skapar en social förmåga för framtida arbetsgrupper.

10. Sömn, Hjärnan är aktiv när du sover med bearbetning av långtidsminnen,

Eleverna får göra fördjupningsuppgifter för respektive vana som redovisas för hela klassen. Under årskurs 2 befäster man hjärngymstankarna och ökar medvetenheten om hjärnhälsa genom införande av metoderna i ordinarie undervisning. Det kan t.ex. vara walk and talk där man vid en utomhusaktivitet behandlar ett ämne, gör ett avbrott i en lektion för en snabb bensträckare eller bjuder på en banan för att fylla på energibalansen i hjärnan. Man genomför också en "Five weeks challenge" där man genomför några djupgående projekt med koppling till hjärnhälsa under 5 veckor. I årskurs 3 arbetar eleverna mer individuellt med en workbook där man anpassar sina studier till de punkter/vanor där man behöver förbättra sig för ett livslångt lärande.

Nedan citeras Kattegattsgymnasiets hemsida angående hjärngym.

I vår tid med ett ökat flöde av information, det mobila samhället och en upplevd allt stressigare vardag så behöver du en ökad medvetenhet och kunskap om hur din hjärna fungerar och hur du håller dig hjärnfrisk genom livet. En stor utmaning för samhället och för individen är att anamma forskningsframstegen och anpassa livsstil och omgivning i praktiken.

Eleverna på Kattegattgymnasiet använder Hjärnsmart för att öka sina kunskaper om hjärnan samt att skapa en förståelse för att hjärnan är ett fantastiskt verktyg som är formbart och utvecklingsbenäget genom hela livet! Förhoppningsvis ser eleven Hjärnsmart som ett stöd för att hitta sin egen inre motivation, självkänsla och studieteknik.

För pedagogen innebär Hjärnsmart nya möjligheter till lärandesituationer med en vetenskaplig grund och en verkstad för kreativ pedagogik.

Vision

Hjärnsmart ska fungera som en arena, en plattform där neurovetenskap, psykologi, pedagogik och informationsteknologi kopplas samman. Vi vill använda forskares resultat om hjärnans förmågor och utvecklingsmöjligheter och omsätta detta till praktisk pedagogik. Detta tror vi kommer att ge positiva konsekvenser för den pedagogiska verksamheten och skapa inspiration till framtidens skola.

Mer information av metoden finns på hemsidan: http://www. hjaltebolaget.se/

När det gäller den viktiga emotionella utbildningen av barn i förskola medverkade pedagog Fredrica Isenborg från Friendy & Co på vår workshop om skolans inre arbete med betoning på Emotik. Föredraget var mycket uppskattat och det var ett flertal pedagoger från förskolor i bl.a. Haverdal som deltog i workshopen. Pedagogen och föreläsaren Maria-Pia Gottberg som är grundare av förtaget Friendy & Co har utarbetat en metod att med hjälp av bl.a. dockor som försetts med ansiktsuttryck med grundläggande känslor (enligt professor Paul Ekmans forskning angående kroppsspråk). Dockorna används för att ge barnen möjligheter till att kunna uttrycka sina känslor och används i undervisningen för att ge barnen ett språk för att kunna diskutera i barngruppen om bl.a. olika konflikter som kan uppstå. Nedan visas en bild av de sex olika dockorna. De finns i fler utförande med avseende på hår/hudfärg (se fig. 19).

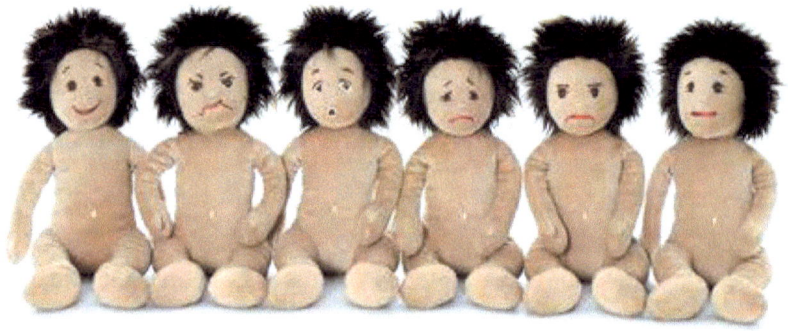

Figur 19. *Friendy dockor. Foto: Stefan Berg.*

Maria-Pia Gottberg har tidigare gett ut böcker om emotionell träning och har nu färdigställt en ny bok på Studentlitteratur som beskriver metoden med dockorna (Gottberg 2017). Nedan ges citat ur boken Medkänslans pedagogik som innehåller en teoretisk del och en metodhandledning för hur förskolor och skolans lägre år kan arbeta med känslor. I boken presenteras känslodockan Friendy:

Metoden utgår från dockor med olika ansiktsuttryck: glad, arg, rädd, ledsen, sur och lugn. Dockorna ska ses som en karaktär som inom sig rymmer alla dessa känslor.

/S. 24

Tanken med dockor är att skapa en karaktär som alltid står på barnets sida men som också kan utmana och peppa barn att våga lite mer när det känns jobbigt. Med dockans hjälp kan vi förkroppsliga känslor som vi alla har och klä dem i ord. En förhoppning är att barn ska använda sig av karaktären även när den fysiska dockan inte finns tillgänglig, som en inre röst och vän som alltid finns där: Jag känner mig ensam/rädd/ledsen. Hur skulle dockan ha gjort nu? Vad skulle den ha sagt nu?

Utöver känslodockor finns det bilder, musik med en låt till varje känsla, barnen vilka presenteras i bokens metodhandledning. / S. 24

"Vi behöver inte lägga så mycket tid åt att lösa barnens konflikter längre, de har blivit mycket bättre på att själva reda ut sina problem" är en vanlig kommentar. Det frigör både tid och energi för annat. /s.27

Trots att läroplanen inte specifikt nämner dockan som ett pedagogiskt verktyg, använder sig förstås många pedagoger av dockor. Både för att försöka förstå och själv göra sig förstådda. Så här berättar Christina:

Fallexempel

Vi har en pojke som är ny på förskolan, han började i augusti. Han är fyra år och talar inte så bra svenska ännu. Han är svår att få kontakt med och slår ned blicken och drar sig undan när vi försöker få honom med i gruppen. Efter din föreläsning förstod jag att det är skam han känner. I går tog jag därför med mig dockan lugn och gick fram till honom och sa:

– Dockan och jag har sett att du ibland går undan och gömmer dig och att du ibland tittar ned i golvet när vi pratar med dig. Stämmer det? Han tittade upp på mig och nickade. Han kunde inte säga varför men efter en stund sa han:

– Det gör inget, för nu vet ju både du och Friendy att det är så och sen gav han mig en kram. Den första sedan han började hos oss!

Dockan tillsammans med pedagogens förhållningssätt öppnar upp för kontakt med pojken. Pedagogen får en insikt och försöker möta pojken på ett nytt sätt. För att skapa extra trygghet i situationer tar hon med sig

115

dockan och ger därmed pojken möjlighet att prata om eller till dockan i stället för att utmana honom att prata om sig själv. Pojkens svar visar att han ser dockan som levande. /s.135

Målsättning

Barnen ska

• *veta vad de känner och kunna sätta ord på det*

• *utveckla ett reglerande och stärkande självprat, en positiv inre röst*

• *veta vad de kan eller får göra när de har starka känslor*

• *kunna säga ifrån när de blir felbehandlade*

• *känna till några olika sätt att framkalla positiva känslor hos sig själva.*

/s.144

Medkänslans pedagogik bygger på medkännande och lyhörda vuxna som agerar förebilder för barn och erbjuder dem konkreta verktyg för att handskas med egna och andras känslor.

Det kommer att synas, höras och på olika vis märkas inte bara hos barnen utan med största sannolikhet även bland er som arbetar på förskolan. Tillsammans med barnen kommer ni att prata känslor, sjunga känslor, dansa och dramatisera känslor, rita och uttrycka känslor med kroppen och väva in så många sinnen som möjligt i lärandet.

För det räcker inte att bara prata med barn om känslor, de behöver också erbjudas möjlighet att under trygga former kunna uppleva och konkretisera känslorna. Det stärker den språkliga utvecklingen eftersom språket är så intimt förknippat med känslorna. / s.147

Samtliga citat ur boken Medkänslans pedagogik, Maria-Pia Gottberg, Studentlitteratur, Lund, 2017.

Mer om metoden finns på hemsidan: https://friendy.se/

Föreläsaren Gunilla Dobrin som medverkade på workshopen om skolans inre arbete har utarbetat en egen metod för individuell behandling av elever eller ungdomsbrottslingar som har svårt med impulskontroll av sina känslor. Utgående från långvarigt arbete med ungdomar som fältassistent i Göteborg och därefter på en institution med kriminellt belastade ungdomar som behandlingsansavarig, har Gunilla utarbetat en individuell metod för att lära ut impulsstyrning av känslor till ungdomar med problem. Metoden kallas rePULSE och är en vidareutveckling av en gruppterapimetod av Arnold Goldstein kallad ART, Aggression Replacement Training men anpassad för individuell terapi, då de flesta har svårt att visa fram sina innersta känslor i en gruppdiskussion. I grunden bygger metoden på kognitiv beteendeterapi (KBT) och är utvecklad av Gunilla delvis tillsammans med ungdomarna på institutionen i Göteborg. Föredraget blev mycket uppskattat och väckte många frågor hos de deltagande lärarna. Nedan visas en bild från en terapilektion med Gunilla och en elev, fig. 20.

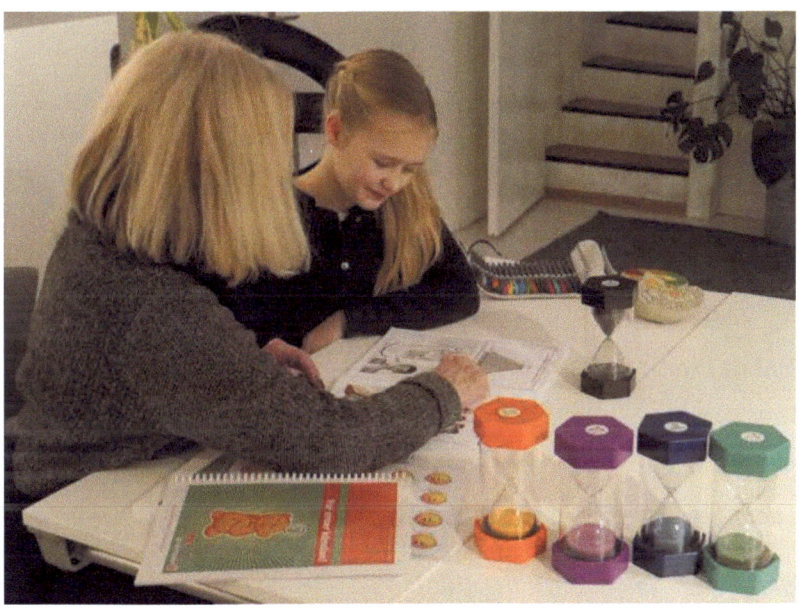

Figur 20 *Terapilektion med rePULSE material*

Gunilla har utarbetat ett stort material med arbetsböcker och lärarhandledningar på Svenska, Norska och Engelska. Ett intressant grepp är att använda ett antal timglas (se bild) med olika lång tidskonstant som 1 minut, 5 minuter o.s.v. för att träna upp elevens impulskontroll i samband med olika övningar.

Gunilla beskriver sin metod sålunda:

Barn får ofta uppmaningar som:

Lugna ner dig!

Vänta lite!

Men…

-Hur gör man för att bli lugn?

-Hur känns det att vara lugn?

-Varför skall de vara lugna?

-Hur länge skall de vänta?

Impulskontroll i min mening är förmågan att kunna härbergera känslan så länge så att man hinner tänka efter innan man agerar. Några har bristande impulskontroll andra har för mycket kontroll och vi arbetar med båda.

I arbetet försöker vi ta reda på så mycket som möjligt om känslor och hur de fungerar. För att man skall kunna hantera sina känslor behöver man:

-veta vad känslor är och varför vi har fått dem

-förstå varför man skall kontrollera dem

-veta hur man skall uttrycka sig.

Vi dokumenterar allt i en arbetsbok som blir elevens egen och som han/ hon får behålla. Det är en sådan arbetsbok som finns med på bilden. Jag har gjort arbetsböcker för olika åldrar från 5 år och uppåt d.v.s. även för vuxna.

Arbetsböckerna innehåller 10 kapitel där varje kapitel fokuserar på det som man behöver känna till om sig själv för att kunna ha impulskontroll (känslokontroll) när det behövs. Vi tittar närmare på vad som väcker känslan, hur kroppen påverkas och konsekvenserna av olika sätt att hantera känslan t.ex.

Stimuleringen som behövs är att jag tar mig tid, lyssnar, inte anklagar eller fördömer när eleven berättar om situationer han/hon varit inblandad i. Det är den största anledningen till att eleven vill träffa och arbeta tillsammans med mig.

Mer information om metoden finns på rePULSE hemsida: http://www. repulse.se/

Ett exempel på undervisning i emotik har hämtats från Kanada. Under en lektion på lågstadiet berättade en lärarinna för sina elever att hon läst en artikel, i vilken det stod att barn födda på jämna datum var duktigare än de som var födda på ojämna datum. Hon själv var född på ett jämnt datum. Hon tog på sig en lila krage och satte liknande kragar på de elever som var födda på jämna datum. Under dagens lektioner poängterade hon flera gånger denna skillnad. Vid skoldagens slut testade hon hur eleverna inhämtat dagens undervisning. Inte överraskande fann hon att eleverna med lila krage var bäst. Nästa morgon kom hon till sina elever och sade i ursäktande ton att hon läst fel. Det var de elever som var födda på ojämna datum som var duktigast, och därför fick nu dessa elever en lila krage. Återigen kunde hon efter skoldagens slut finna skillnader i inlärning till de elevers fördel som haft lila krage. Dagen därpå erkände lärarinnan att det inte fanns någon artikel. Hon berättade i stället att hon gjort experimentet med den lila kragen för att åskådliggöra för eleverna vad förutfattad mening om hudfärg kan ha för betydelse.

Risker med emotionell utbildning

Målsättningen för emotionell utbildning är bl.a. att ge undervisning om elementära etiska regler. Självfallet finns risk för övertramp, exempelvis i diskussioner om religion, livsåskådningsproblem etc. då läraren kan överföra sitt eget kanske inte allmängiltiga synsätt till eleven. Om en fast disciplin tillämpas kan det också finnas risk för att vissa lärare utnyttjar denna för att på ett enkelt sätt nå kunskapsmål som egentligen borde nås genom positiv stimulering. Undervisningen i emotik måste därför hela tiden vara balanserad och öppen för insyn. Både elever, föräldrar och lärare måste få möjlighet att framföra kritik.

Allmänna synpunkter på undervisning i emotionell kunskap

Såväl lust som olustmoment måste finnas med då den unga individen handleds i den emotionella världen. För några decennier sedan dominerade olustmomenten i skolan. Rottingen stod vid sidan om katedern, och vissa lärare använde den flitigt. En konsekvens var att eleverna blev känslomässigt hämmade, men det var tyst i klassen och skolk förekom i ringa utsträckning. En påtaglig ändring av attityder har skett under de senaste decennierna. Det har också i lag blivit förbjudet att aga barn.

Under några decennier har man i den svenska skolan ganska ensidigt betonat att barn skall undervisas genom lustfylld stimulering och därför undvikit "olustiga" krav. Många elever har på grund av denna pedagogik blivit "vildvuxna". Följden av detta är inte bara störda skollektioner utan sannolikt också ökad våldsbenägenhet senare i livet på grund av bristande impulskontroll.

De kommunala skolorna i Göteborg rapporterar arbetsskador och tillbud till ett system som kallas Lisa. Anmärkningsvärt är att det är elever från låg- och mellanstadiet som står för en stor del av det våld som rapporteras. Hot, våld och kränkningar har ökat påtagligt under de senaste åren enligt rapporter från huvudskyddsombuden. Bristerna i skolans arbetsmiljö har lett till hög personalomsättning.

Om man på ett tidigt stadium redan i förskolan ger barn undervisning i emotionell förmåga kunde kanske ungdomsbrottslighet minska. Om elever med påtaglig emotionell oförmåga kunde identifieras, kunde man genom stödundervisning påverka deras utveckling i gynnsam riktning. Poliser som studerat brottslingars uppväxt intygar att många av brottslingarna visat tecken på bristande social anpassning redan då de gick i grundskolans lågstadium.

I praktiken har försök gjorts med undervisning som avser att öka elevernas emotionella kunskap. I *Pedagogiska Magasinet* nummer 2:2010 presenteras en undervisningsmetod "social och emotionell träning (Set)". Metoden har sitt ursprung från idéer om emotionell kompetens presenterade av psykolog Birgitta Kimbers. Alla klasser från förskolan till årskurs nio får en timmas undervisning varje vecka.

Undervisning av detta slag måste, enligt författarnas uppfattning ske på en mycket elementär nivå. Undervisningsämnet kallas ibland "Livskunskap" vilket är en mycket ambitiös titel. Egentligen innebär den att eleven utbildas i kunskap om hur vi utvecklar oss själva och hur vi hanterar våra relationer. Denna undervisning hör enligt vår mening hemma i den utbildning som psykologer eller psykoterapeuter ger. Intresset för undervisning i livskunskap i skolan har under senare år påtagligt minskat.

Det finns idag elementära fakta och empiriskt kunnande om känslor och det är denna faktakunskap som skall läras ut i skolan, livskunskap är dess tillämpning.

Dagens ungdom har samma förutsättningar som tidigare generationer. Hjärnan har inte förändrats vilket betyder att den ökade vildvuxenheten bland ungdomar måste bero på den sociala miljö ungdomarna utvecklas i. Det är den äldre generationen och vår nuvarande skolundervisning som på ett otillräckligt sätt handleder ungdomarna i känslomässigt beteende.

I undervisning om känslor bör ingå diskussioner om emotionella problem som separation, gängmentalitet, mobbning, vänskap, sexualitet, moral, etik, religiös övertygelse, äktenskap, existentiella känslor, livsåskådningsproblem, dödsångest etc.

I det nu aktuella förslaget till ny skollag och i "En hållbar lärarutbildning" (SOU 2008:109) ges utbildning i ämneskunskaper (intellektuell kunskap) stort utrymme vilket självklart är viktigt. Utbildning i emotionell kunskap får däremot oproportionerligt liten plats. Tillämpning av "En hållbar lärarutbildning" kommer inte att leda till väsentligt förbättrad undervisning i emotionell kunskap.

Samhällets attityd

Människor med intellektuellt förståndshandikapp får hjälp av samhället på flera sätt exempelvis genom stödundervisning, särskola, sjukersättning och boende. Om den intellektuellt handikappade inte kan klara sig själv i vårt komplicerade samhälle, träder omsorgen in.

Hur hjälper vi den emotionellt förståndshandikappade? I vuxen ålder ges inom kriminalvården viss behandling för att anpassa "sociopater" till samhället men för övrigt möter den emotionellt förståndshandikappade oförstående och bestraffning, vilket gör ond sak värre.

Om undervisning i emotionell kapacitet införs kommer den att ta utrymme från annan utbildning och den kräver dessutom en speciell pedagogik. Kan samhället och de ansvariga för läroplanen prioritera sådan utbildning och acceptera minskat utrymme för tekniska och naturvetenskapliga ämnen exempelvis med en till två timmar per vecka? Vi tror att det är angeläget. Alternativet är att lämna fältet fritt för ett mer fragmentariskt emotionellt kunskapsinhämtande.

Enligt vår mening är etik något gemensamt allmänmänskligt, som inte kan "patenteras" av religion. Religionen har tidigare varit av betydelse när det gäller etisk fostran och man kan inte utan vidare tänka sig ett samhälle utan religiösa föreställningar. Många människor behöver sätt att tänka på som skyddar dem från ångesten att de skall dö. Är det humanismen och humanistisk etik som skall ge oss nya tankemodeller som ersätter de religiösa föreställningarna i vårt sekulariserade samhälle?

Slutkommentar

Det kan förväntas att en intelligent person som gjort karriär i vårt moderna samhälle har svårt att acceptera ovan beskrivna syn på människans psykiska förmågor. Intellektets diktatur råder och idéer om att studera, utveckla och programmera ändamålsenliga emotionella beteenden har hittills haft svårt att vinna gehör. Att ta hänsyn och vara självkritisk präglar inte dagens maktelit.

Beror kvinnans tvekan inför att göra karriär och att vara politiskt aktiv på att hon kanske har en annan emotionell begåvning än mannen och inte trivs i det känslomässiga klimatet som finns i den officiella och politiska miljön?

En attitydförändring verkar inte vara nära. I vår moderna tid är makten samlad hos några få som har hög intellektuell kapacitet och kunskap. Vår tids lättillgängliga informationssystem sprider intellektuell kunskap, som når ut till allt större folkgrupper. Med hjälp av den ökande kunskapen försöker fler och fler att "ta för sig". Människor som är i maktposition får omgärda sig med vakter, staket och larmanordningar för att skydda sig och sin egendom. Den intellektuella kunskapen leder tyvärr inte till mindre utan till mer raffinerad aggressivitet.

Det är enligt vår åsikt angeläget och fullt möjligt att öka känslomässig kunskap genom undervisning. Den emotionella bildningens mål bör vara att öka människans förmåga att utnyttja världens resurser långsiktigt och på ett sådant sätt att så många som möjligt får det så bra som möjligt. Döende hav, vissnande skogar, klimatförändringar, knarkhandel och vildvuxen ungdom är tecken på en ogynnsam utveckling. Människohjärnans pannlober är till stor del outnyttjade. Om de programmeras mer systematiskt kan den emotionella hjärnan tillsammans med den intellektuella bättre styra det mänskliga beteendet. Den ursprungligen "motoriska" och senare "intelligenta" människan kan då följas av den "emotionella" människan som kanske kan ge förutsättningar för en bättre värld.

Referenser

1. Andreasen NC, Arndt S, Swayze V, Cizadlo T, Flaum M, O'Leary D, et al. Thalamic abnormalities in schizophrenia visualized through magnetic resonance image averaging. Science. 1994;266:294–298.

2. Barash David 1981 Den mänskliga naturens ursprung och utveckling. DET VISKAR DÄR INNE . Liber förlag.

3. Berg L. 2005 Gryning över Kalahari. Hur människan blev människa. Ordfront Stockholm.

4. Brewer R., F. Happé, R. Cook, G. Bird Commentary on "Autism, oxytocin and interoception.": alexithymia, not autism spectrum disorders, is the consequence of interoceptive failure Neuroscience and Biobehavioral Reviews, 56 (2015), pp. 348–353.

5. Brun A. och Andersson J. Frontal dysfunction and frontal cortical synapse loss in alcoholism--the main cause of alcohol dementia?2001 J. Dement Geriatr Cogn Disord.

6. Buchsbaum, M.S.; Someya, T.; Teng, C.Y.; Abel, L.;Chin, S.; Najafi, A.; Haier, R.J.; Wu, J.; and Bunney,W.E., Jr. PET and fMRI of the thalamus in never-medicatedpatients with schizophrenia. American Journal of Psychiatry, 153:191-199, 1996

7. Bucht G., Adolfsson R., Gottfries C.G., Roos B.E., Winblad B. Distribution of 5-hydroxytryptamine and 5-hydroxyindoleacetic acid in human brain in relation to age, drug influence, agonal status and circadian variation. J. Neural. Transm. 1981, 51:185-203.

8. Carlsson M. 1988. Sex Differences in Monoaminergic mechanisms in Rat. Dissertation. Department of Pharmacology University of Göteborg Sweden.

9. Casey BJ. 2010, Developmental neurobiology of cognitive control and motivational systems, doi: 10.1016.conb.2010.01.006.

10. Dahlström Annica et al. 2016 För våra barns bästa. Nomen förlag.

11. Damasio AR. Descartes Misstag Känsla Förnuft och den Mänskliga hjärnan. Natur och Kultur 1999.

12. Davidsson P, Gottfries J, Bogdanovic N, Ekman R, Karlsson I, Gottfries CG, Blennow K. The synaptic-vesicle-specific proteins rab3a and synaptophysin are reduced in thalamus and related cortical brain regions in schizophrenic brains. Schizophr Res. 1999 Nov 9;40(1):23-9.

13. Duckworth Angela, 2016, Grit:The Power of Passion and perseverance, Simon Schuster, ISBN- 9781501144.

14. Einhorn Stefan Konsten att vara snäll. Bokförlaget Forum 2005

15. Edelman G.M. The remembered present. A Biological Theory of Consciousness. Published by Basic Books New York 1989

16. Ekman Paul (Author) Nonverbal Messages: Cracking the Code: My Life's Pursuit Paperback – October 19, 2016.

17. Ellegård A. Själen, människan och världen. I: Om själen. Red Alvar Ellegård ss 9-24. Natur och Kultur. Stockholm. 1994

18. Ely D.L., Henry J.P. Effects of prolonged social deprivation on murine behaviour patterns, blood pressure and adrenal weight. J. Comp. Physiol. Psychology 1974 87:733-740

19. Ericsson Peter S et al. Neurogenesis in the adult human hippocampus. Nature Medicine 4 1998, doi 10.1038/3305

20. Essen Möller E. Sjöbring H Personality Structure and Development. A Model and its Application. Acta Psychiatrica Scandinavica Supplement 244, 1973.

21. Forsman Birgitta. Gudlös etik : en befrielse ur religionens tvångströja 2011 Fri Tanke Förlag..

22. Frisen J et al. 2006, The age of human cerebral cortex neurons. Lawrence livermore national laboratory, UCRL_JRNL.220450.

23. Frisen J et al. 2014, Neurogenesis in the striatum of adult human brain, Cell 156.

24. Giedd Jay N. The Teen Brain: Insights from neuroimaging, Journal of Adolescent Health 42, 2008.

25. Goleman D. Emotional intelligence. Bantam Books 1995

26. Gottberg Maria-Pia, Medkänslans pedagogik 2017 Studentlittera-tur Lund.

27. Gottfries C.G. Roos B.E. Man´s emotional capacity- An unex-plored and unexploited Possibility. Medical Hypotheses 1994, 43, 347-355.

28. Gow A.J. Whiteman M.C. Pattie A. Whalley L. Starr J. Deary I.J. Lifetime intellectual function and satisfaction with life in old age: longitudinal cohort study. BMJ 2005; 331: 141-142.

29. Gärdenfors P. 1994. Människans medvetande – och maskinens. I: Om själen. Red. Alvar Ellegård. Natur och Kultur, Stockholm s 54-72.

30. Koestler Arthur 1978 JANUS En sammanfattning Sid 11-28.

31. Hare, Robert D. (1997) *Psykopatens värld*, Studentlitteratur.

32. Kiehl K.A. (2006) "A cognitive neuroscience perspective on psy-chopathy: Evidence for paralimbic system dysfunction." Psychia-try Research 142 107-128.

33. Klingberg, 2016, Hjärna, gener och jävlar anamma, Natur o Kul-tur, ISBN-978-91-27-81810-1.

34. 33.Kragel, Philip A Annchen R. Knodt, Ahmad R. Hariri, Kevin S. LaBar Decoding Spontaneous Emotional States in the Human Brain Affiliation Department of Psychology & Neuroscience, Duke University, Durham, North Carolina, United States of Ame-rica PLOS Published: September 14, 2016

35. Lane C.D. Reiman E.M. Ahern G.L. Schwartz G.E., Davidson R.J. Neuroanatomical correlates of happiness, sadness and disgust. Am J Psychiatry 1997; 154(7):926-933

36. LeDoux J.E. Emotional networks in the brain. Handbok of emo-tions. The Guilford Press. New York, London 1993

37. Libet B. Production of treshold levels of conscious sensation by electrical stimulation of human somatosensory cortex. J Neurop-hysiology 1964;27:546-578.

38. Luciana Monica et al. 2012. Dopaminergic modulation of incentive motivation in adolescence: age-related changes in signaling, individual differences, and implications for the development of self-regulation, doi: 10.1937/a0027432.

39. Lövheim H. A new three-dimensional model for emotions and monoamine neurotransmitters Med Hypotheses. 2012 Feb;78(2):341-8.

40. MacLean PD 1952 Bearing on the Papez Theory of Emotion. Psychosom. Med. (USA) 11, 338.

41. Mendez M.F, Chen A.K, Shapira J.S., Miller B.L. Acquired sociopathy and frontotemporal dementia Dement Geriatr Cogn Disord 2005;20:99-104

42. Mesulam MM Large-scale neurocognitive networks and distributed processes for attention, language and memory. Ann Neurol 1990;28:597-613.

43. Mischel Walter, 2014, Marschmallow testet, Scandbok, ISBN-978-91-7503-518-5.

44. Moore Sophie et al. Season of birth prdicts mortality i rural Gambia. Nature Journal 3 88, 1997

45. Morris Desmond 1982 Manwatching. Triad Grafton Books. London Glasgow Toronto Sydney Auckland. P 180.

46. Nörretranders T. 1991 Märk världen. En bok om vetendkap och intuition. Kapitel 9. Bonniers-Alba, Stockholm

47. Olsson Sven-Olof 2015 Den omedvetna zonen, Din hjärnas hemliga liv. BoD. ISBN 978-91-7569-026-1

48. Olsson Sven-Olof 2016 The unconscious zone, The secret life of your brain. BoD. ISBN 978-91-7699-220-3

49. Ottosson Jan Otto. 1988 PSYKIATRI. Almqvist och Wiksell.P 33.

50. Papez JW. 1937 A proposed mechanism for emotion. Archives of Neurology and Psychiatry 38:725-743

51. Passingham Richard 1982 The human private W.H. Freeman and Company.Oxford and San Francisco.

52. Pegna AJ, Khateb A, Lazeyras F, Seghier ML. Discriminating emotional faces without primary visual cortices involves the right amygdale. Nat Neurosci 2005 Jan;8(1);24-5.

53. Plutchik R, Kellerman H.Emotion. Theory, research and experience. Volume 1: Theories of emotion. New York Academic Press 1980.

54. Plutchik, R. Emotions and Life: Perspectives from Psychology, Biology, and Evolution, Washington, DC: American Psychological Association 2002.

55. Pritchard IC.1835 A treatese on insanity and other disorders affecting the mind. London :Scherwood, Gilbert and Piper.

56. Rizzolatti, G., Fogassi, L. & Gallese, V. MIRRORS IN THE MIND Scientific American; Nov2006, Vol. 295 Issue 5, p54-61

57. Schultz W Dopamin neurones and their role in reward mechanisms. Curr Op Neurobiol 1997;7:191-7.

58. Schulsinger F. 1972 Psychopathy: Heredity and Enviroment. Int J. Ment Health 1:190-206.

59. Sperry R W Cerebral organisation and behaviour. Science 1981; 133 1749-1557.

60. Svensson T. Schizofreni ur ett neurokognitivt perspektiv – dags för paradigmskifte. Proceedings från symposium arrangerat av Jansen-Cilag AB och Organon AB 1998:3-4.

61. Tucker DM Lateral brain function, emotion and conceptualisation. Secol Bull 1981;15-46.

62. Turkle Sherry Reclaiming Conversation: The Power of Talk in a Digital Age Hardcover – October 6, 2015

63. Uvnäs Moberg K. Lugn och beröring. Oxytocinets läkande verkan i kroppen. 2000.

64. Van Stegeren AH1, Everaerd W, Cahill L, McGaugh JL, Gooren LJ. Memory for emotional events: differential effects of centrally versus peripherally acting beta-blocking agents. Psychopharmacology (Berl). 1998 Aug;138(3-4):305-10.

65. Watson, J.B.; Rayner, R. (1920). "Conditioned emotional reactions". Journal of Experimental Psychology. 3 (1): 1–14. doi:10.1037/h0069608.

66. Wingenfeld K, Rullkoetter N, Mensebach C, Beblo T, Mertens M, Kreisel S, Toepper M, Driessen M, Woermann FG. Neural correlates of the individual emotional Stroop in borderline personality disorder. Psychoneuroendocrinology. 2009 May;34(4):571-86. doi: 10.1016/j.psyneuen.2008.10.024. Epub 2008 Nov 29.

67. Yang Y, Raine A, Lencz T, Bihrle S, LaCasse L, Colletti P. 2005a Volume reduction in prefrontal gray matter in unsuccessful criminal psychopaths. Biol Psychiatry. May 15:57(10):1103-8.

68. Yang Y, Raine A, Lencz T, Bihrle S, Lacasse L, Coletti P. Prefrontal white matter in pathological liars. British Journal of Psychiatry 2005b 187,320-325.

Författarinformation

Carl-Gerhard Gottfries

Jag har alltid varit intresserad av att försöka förstå det mänskliga beteendet. Detta var bland annat anledningen till att jag läste medicin och senare specialiserade mig i psykiatri.

Redan i början av 1960 talet började jag med min gode vän och psykiaterkollega Clas-Henrik Carlsson att diskutera en personlighetsradikal som jag kallade emotionell kapacitet. Tillsammans hade vi intressanta diskussioner om hur en sådan personlighetsradikal kunde beskrivas. Två andra kollegor nämligen professorerna Björn Erik Roos och Björn Folkow har också intresserat sig för mitt delvis nya sätt att beskriva det mänskliga psyket och stimulerat mig att i skriftlig form presentera de idéer jag har om människans känsloliv.

Den psykiatri som fanns i Lund under min studietid och i början av min utbildning till psykiater var den som utformats av professor Henrik Sjöbring som verkade i Lund från 1930 till 1944. Hans efterträdare professor Erik Essen-Möller presenterade i boken «Personality Structure and Development» Sjöbrings personlighetslära och förde med entusiasm läran vidare till studenter och unga psykiater. Läran baserades på ett strikt biologiskt tänkande vilket tilltalade mig men den vann inte det gehör som jag tycker den förtjänade kanske beroende på att på den tiden dominerade Freuds sätt att tänka.

I den forskning som jag ägnat mig åt som professor i psykiatri och senare geriatrisk neuro-psykiatri har jag fått ganska unika möjligheter att försöka förstå hjärnans sätt att arbeta. Jag har genomfört ett stort antal obduktioner av hjärnor från patienter som före döden lidit av psykiatrisk sjukdom eller olika former av demens. Genom detta direkta sätt att studera hjärnan kombinerat med biokemiska analyser av neurotransmittorer har jag fått kunskap om hjärnans anatomi och om de biokemiska processer som är av betydelse för intellektuella, emotionella och psykomotoriska funktioner.

Som aktiv psykiater har jag träffat ett mycket stort antal patienter med skiftande psykisk störning. Patientkontakten har varit av stor betydelse i mina försök att få grepp om konstitutionsradikaler (personlighetsrötter).

Demensforskningen var en viktig kunskapskälla eftersom man vid dessa tillstånd genom hjärnavbildning fick insikt i vilka delar av hjärnan som var tillbakabildade samtidigt som beteendestörningar kunde kartläggas.

Genom att försöka sammanväva kunskap och erfarenheter från forskning, psykiatrisk erfarenhet, litteraturstudier och egen livserfarenhet har jag så småningom i så klar text som möjligt försökt presentera den konstitutionsradikal som jag kallar *emotionell kapacitet*. Säkert finner mången läsare invändningar mot detta delvis nya sätt att försöka förstå det mänskliga beteendet.

Sven-Olof Olsson

Redan i unga år fångades mitt intresse för fysiken bakom elektricitet, radiovågor och elektronik genom en experimentlåda "Etex, Elektrischer experimentieskasten" från leksakstillverkaren Märklin. Under de följande 62 åren har drivkraften varit att förstå mekanismerna bakom de epokgörande upptäckterna inom elektromagnetism av Volta, Öhrstedt, Maxwell, Tesla och Marconi genom bl.a. civilingenjörsexamen i "applied electronics" vid Chalmers Tekniska Högskola (CTH).

Anställning vid bl.a. Ericsson Microwave System (EMW) under 34 år med konstruktionsansvar för dator- och signalbehandlingsenheterna ingående i radar till Jaktviggen och JAS har gett en djupare förståelse för den senare datorutvecklingen med parallella datorkärnor i realtidssystem. Efter min pensionering har mitt andra intresse för psykologi blommat upp genom fleråriga studier av hjärnans neurologi, vilket utmynnat i boken "Den omedvetna zonen, Din hjärnas hemliga liv" (2015, BoD). Boken tar upp aspekter på hjärnans många processer som påverkar oss omedvetet. Under arbetet med bokens kapitel om hjärnans anatomi och neurala nätverk har jag överraskats av den analogi som finns mellan datorers uppbyggnad i realtidssystem och hjärnans utspridda bearbetning av sensoriska signaler med kommunikation via synaptiska nätverk. Även behandling av de fördröjningar som finns mellan olika nervsignaler från t.ex. känsel, hörsel och syn behandlar hjärnan på ett analogt sätt som en dator hanterar anslutna yttre enheter via sina databussar (nätverk).

Genom boken etablerades kontakt med Neuroforum som under ordförandeskap av professorn i fysik Per-Olof Nilsson på Chalmers arbetade med att påverka det Svenska skolsystemet för införande av en "hjärnsmart skola", där man bör anpassa utbildningen på hjärnans villkor. Inom Neuroforum har samarbetet med professor i psykiatri Carl-Gerhard Gottfries om bl.a. workshop om Emotik övertygat mig om nödvändigheten av emotionell utbildning av våra barn och ungdomar. Med denna boks tillkomst hoppas vi kunna påverka införande av ämnet Emotik i den Svenska skolan på alla nivåer.

Appendix

Vårt förslag är att införa EMOTIK som ett läroämne på skolschemat. Nedan presenteras utkast till lektioner som kan ingå i ämnet. Exempelvis kan varje läsår innehålla ett urval av dessa lektioner i emotik.

Avsikten med undervisningen är att ge en basal kunskap om känslomässiga funktioner. Den som undervisar rekommenderas läsa de böcker som föreslås av Neuroforum. Texten nedan är en kort introduktion till de ämnen som lektionerna kan omfatta. Lektionerna måste naturligtvis anpassas till elevernas mognadsgrad. Det som presenteras nedan är avsett för elever i grundskolans högstadium och gymnasiet.

Förslag till lektioner i Emotik

- Vad är intellektuell kapacitet
- Vad är emotionell kapacitet
- Vad är känslor och emotioner
- Teorier om emotioner
- Det emotionella språket
- Känsla en biologisk process i hjärnan
- Hur uppkommer en emotion
- Tanke och emotion samtidiga
- Känslors ändamål
- Känslors indelning
- Empati
- Sex och samlevnad
- Emotik och religion
- Känslor kopplade till tankar
- Kontroll av känslor

Lektion 1

Intellektuell kapacitet

Vår hjärnas sätt att arbeta har jämförts med en persondators (PC). Man kan anta att hjärnan liksom en PC har en hårddisk. För att en PC skall kunna utnyttjas optimalt är det viktigt att hårddisken programmeras med ändamålsenlig programvara.

Vår hjärnas "intellektuella hårddisk", som återfinns huvudsakligen i hjäss- och tinningloberna, matar vi med program som språk, matematik, fysik, kemi etc. Denna mjukvara ökar väsentligt individens förmåga till intellektuell analys. Förmågan till logiskt och abstrakt tänkande dvs. förmågan att organisera sinnesintryck i logiska system har hos människan utvecklats mer än hos andra arter. Detta har gett möjlighet till en enorm teknisk utveckling. De i historisk tid använda trummorna för kommunikation mellan boplatserna har i modern tid ersatts med en World Wide Webb som på några sekunder förmedlar information över hela jordens yta. De historiska grottmålningarna motsvaras i dag av teven, och spikklubbor har blivit interkontinentala missiler. För att en individ skall kunna anpassa sig till och klara av denna intellektuella och tekniska utveckling krävs skolning. Förskola, nioårig grundskola, gymnasium och högskola ägnar mesta tiden av undervisning åt att intellektuellt programmera den moderna människans hjärna. De "learning sets" eller med modernt språkbruk den programvara som matas in i den intellektuella hjärnans hårddisk är resultatet av generationers erfarenhet. Insamling av intellektuell kunskap har skett tack vare att människan har ett verbalt språk och ett skriftspråk. Med hjälp av detta kan erfarenhet skrivas ned och förvaras samt föras vidare från individ till individ och från generation till generation.

Lektion 2

Emotionell kapacitet

När en människa stimuleras, medvetandegörs inte bara en tanke utan även en känsla. Känslan medvetandegörs i främre delen av hjärnans pannlober och väcker till liv tidigare känslominnen. Känslorna organiseras i system som beskriver vår omvärld efter skalan lust-olust.

Medan den intellektuella förmågan påtagligt differentierats har den emotionella förmågan inte differentierats i samma utsträckning. Det verbala språket har lånats för att uttrycka känslor, men används ofta för att dölja i stället för att visa dem. Det emotionella språket är ett kroppsspråk, inte ett symbolspråk. Kroppsspråket står kvar på en tämligen obearbetad nivå. Det är troligen detsamma som det emotionella språk människor hade för tusentals år sedan.

Inte minst i brist på ett nyanserat emotionellt språk har emotionell erfarenhet inte systematiskt kunnat insamlas och föras vidare från generation till generation. Erfarenheten har inte heller prövats såsom intellektuell kunskap prövas inom vetenskapen. I vår skola finns ingen systematisk undervisning i emotionell förmåga trots att det är känslorna som styr vårt beteende.

Lektion 3

Vad är känslor och emotioner?

En känsla är en förnimmelse av lust-olust, som medvetandegörs i hjärnans frontallober. Känslan utlöser en kroppslig reaktion som ofta kan iakttas bl.a. i mimik, motoriskt beteende och vegetativa reaktioner. Den centrala känslan tillsammans med den kroppsliga reaktionen benämns emotion.

Känslorna lagras i minnesområden i pannlobernas främre del. Emotionell kapacitet är förmågan att reagera känslomässigt rationellt enligt tidigare gjord emotionell erfarenhet.

Med vårt intellekt tolkar vi logiskt det som händer och med våra känslor värderar vi det som händer efter skalan lust-olust. Huvudprincipen är att olust betyder fara eller att man skall undvika beteendet, medan lust betyder välbefinnande och att beteendet kan upprepas.

Lektion 4

Teorier om emotioner

En av de första teorierna om emotioner framfördes 1884 av den amerikanske psykologen och filosofen William James och den danske psykologen Carl Lange. Enligt "James-Lange teorin" upplever vi en emotion som en reaktion på fysiologiska förändringar i kroppen dvs. känslan är en följd av den kroppsliga reaktionen. Detta innebär exempelvis att vi skulle känna oss sorgsna därför att vi gråter och inte tvärtom. Självfallet har denna uppfattning attackerats, även om man inte utesluter att fysiologiska reaktioner i kroppen ger upphov till känslor.

Kritik mot teorin framfördes 1927 av den amerikanske fysiologen Walter Canon och senare också av Philip Bard som i stället formulerade "the Canon-Bard theory of emotion". Enligt denna kan emotioner uppkomma utan att de föregås av fysiologiska reaktioner i kroppen. Exempelvis upplever djur känslor även om de fått skador på ryggmärgen och det sensoriska flödet av impulser från kroppen till hjärnan blockerats. Även människor som fått en ryggmärgsskada upplever känslor trots att impulsflödet från kroppen via ryggmärgen är blockerat. Ett annat motbevis mot James-Lange teorin är att kroppsliga reaktioner är tämligen stereotypa medan emotioner varierar på ett mer påtagligt sätt. Dessutom kan kraftiga kroppsliga reaktioner som hjärtklappning och svettning förekomma vid infektionssjukdomar utan att dessa leder till emotioner över huvud taget.

Lektion 5

Det emotionella språket

I stort skiljer vi mellan ett symbolspråk (verbalt språk) och ett kroppsspråk. Känslor kommuniceras i första hand med kroppsspråket. Det emotionella språket uppfattas ibland som parakommunikativt, dvs. det ligger "vid sidan om" det talade språket. Andra namn är teckenspråk, gestspråk, kärlekens språk, maktspråk etc. Detta språk är dock det genuina medan symbolspråket tillkommit långt senare i människans utveckling. Symbolspråket finns inte i vår hårddisk utan det är inlärt efter födelsen och är ett resultat av vårt välutvecklade intellekt och vår motoriska hjärnbark som har en stor förmåga att forma ljud.

Emotionen sker snabbt lika snabbt som tanken. Exempelvis kan man vid stimulering avläsa snabba reaktioner från hjärtat i form av ökad puls och i huden i form av svettning s.k. hudkonduktans. Hudkonduktansen är ett mått på individens fysiologiska reaktioner.

Sjuttio procent av kommunikationen mellan människor anses ske med det emotionella språket. Vid kommunikation med en person som använder heltäckande slöja upplever man hur detta känslospråk "förstummas".

Det primitiva emotionella språket är universellt. Känslor som exempelvis sorg, glädje och avsky uttrycks med samma kroppsreaktioner och mimiska aktivitet oberoende av varifrån man kommer. Det är lätt att ljuga med symbolspråket betydligt svårare med det emotionella. Vårt, ur utvecklingssynpunkt tämligen unga symbolspråk, har ägnats stort intresse. I skolan ägnas mycket tid åt undervisning i svenska och andra språk. Undervisning i det emotionella språket saknas på schemat trots att det utgör sjuttio procent av kommunikationen människor emellan!

Lektion 6

Känsla en biologisk process i hjärnan

Lika väl som en tanke är en biokemisk process mellan nervceller är en känsla en biokemisk process. Vid stimulering uppstår tanken och känslan samtidigt. I bland kan den emotionella reaktionen t.o.m komma före den intellektuella varseblivningen. I psykologiska försök har detta felaktigt tolkats som om individen har en övernaturlig förmåga att se in i framtiden. Försökspersonen reagerar fysiologiskt (mätt med hudkonduktans) på stimuli innan stimuli "hänt" dvs. innan händelsen nått det intellektuella medvetandet.

Med ordet känsla avses egentligen enbart upplevelsen i hjärnan (jmf engelskans feeling) medan emotion är såväl den centrala upplevelsen som den kroppsliga reaktionen. I det svenska språkbruket används ofta känsla och emotion som synonyma begrepp.

Lektion 7

Hur uppkommer en emotion

Förenklat kan man anta att inkommande stimuli först kommer till den basala kärnan thalamus. Därifrån vidarekopplas stimuli till hjärnans olika minnesområden exempelvis intellektuella, känslomässiga och motoriska. När frontalloberna mottar stimuli från thalamus erfars en känsla och via det limbiska systemet utlöses kroppsliga reaktioner. Dessa återförs till hjärnan och om de uppfattas som behagliga (ger avslappning etc.) beskrivs de verbalt som lust och om de uppfattas som obehagliga (ger svettning/ hjärtklappning etc.) beskrivs de som olust.

Lektion 8

Tanke och emotion samtidiga

Thalamus sänder stimuli samtidigt och parallellt till olika minnesområden. Hjärnan håller fast vid denna samtidighet vilket betyder att i framtiden hänger det emotionella minnet ihop med det intellektuella och det motoriska. Thalamus uppgift att samordna stimuli är av fundamental betydelse.

Man kan fråga sig hur en störd thalamusfunktion kan upplevas dvs. om de intellektuella, de emotionella och de motoriska associationerna inte är samordnade. Man skulle då vara vilsen i sin egen värld. Starka emotioner skulle kunna knytas till banala händelser och vice versa. Inom psykiatrin benämner man vissa patienter som psykotiska eller förvirrade därför att patienterna inte reagerar på normalt sätt.

Viktiga symptom hos dessa patienter är att man inte "emotionellt" kan nå dem. Patienterna har inadekvata känslor och verkar vilsna. Patienten kan även ha motoriska störningar. Förvisso skulle en störning av thalamus funktion kunna förklara flera av de symptom som den schizofrene patienten uppvisar.

Lektion 9

Känslors ändamål.

För att förstå sitt känsloliv är det viktigt att veta att känslors ändamål är att försätta kroppen i beredskap inför förväntad belastning. Känslorna aktiverar vid fara ett stressystem som bland annat ökar musklernas blodgenomströmning och därmed muskelkraften så att faran kan bemötas. Vid lustbetonad stimulering utlöses känslor av avslappning.

Viktigt att veta är också att känslor kan framkallas med droger. Vissa missbruksmedel ger kraftiga lustkänslor och försätter våra naturliga känslor ur spel med mycket ogynnsamma konsekvenser för såväl individen som samhället. Missbrukaren upplever ofta den känsla som utlösts av drogen som "jag är hög" vilket är av intresse eftersom drogen i första hand påverkar hjärnan och inte kroppen.

Lektion 10

Känslors indelning

Damasio indelar känslor i primära, sekundära och bakgrundskänslor.

Primära känslor

Primära känslor är de som är associerade med våra basala drifter som hunger, törst etc. Dessa känslor stegras tills de blir tillfredsställda och om de inte tillfredsställs har individen svårt att överleva. Den viljemässiga förmågan att kontrollera primära känslor är begränsad.

Sekundära känslor

Sekundära känslor förvärvas efter födelsen och är programmerade av föräldrar och omgivning. De kan ändras dvs. anpassas till nya krav, vilket betyder att vi inte är utlämnade till ett en gång för alla inlärt sätt att reagera känslomässigt. Man hör mycket ofta att "jag har inte ord för att beskriva vad jag känner". "orden räcker inte till." Fortfarande är ofta det emotionella språket mer nyanserat än det tämligen unga verbala språket.

I princip kan vilka sekundära känslor som helst programmeras i en människas emotionella hjärna. Exempel på programmerade extrema känslor är de som ligger till grund för religiös fanatism eller som får individen att begå hedersmord eller utföra "suicidal terrorism". Vid suicidal terrorism övertygas den unga individen om att efter döden kommer "rättrogna" till himlen där alla behov kommer att tillfredsställas. Man kommer att betraktas som martyr och föräldrarna kommer att vara stolta. Dessa föreställningar blir så lustbetonade att den unga individen kan förmås att ta på sig ett "suicidbälte" och utföra en terrorhandling.

Våldsfrämjande radikalisering är ett sociologiskt fenomen där en individ eller en grupp i tilltagande grad uppfattar olagliga våldsmetoder vara legitima för att uppnå politiska målsättningar.

Programmeringen av det emotionella beteende som ligger till grund för radikalisering kan ske ganska snabbt. Riskgrupper är manligt kön, en ung individ och en emotionellt lågt begåvad person. En sådan individ kan bara på några veckor anamma ett extremt beteende om individen utsätts för en hård programmering.

Apartheid, rasism och kvinnlig könsstympning är andra exempel på beteenden vilka betingas av programmerade emotionella (van-) föreställningar. Intellektet påverkar i ringa grad emotionella föreställningar.

Grundkänslor

Grundkänslor är enligt Damasio känslor som utgör individens grund tonus. De finns när vi är vakna. De motiverar oss att handla och beskriver vårt stämningsläge. Normala förskjutningar inom stämningsläget brukar uttryckas som att man är "uppåt" eller "på gott humör" om förskjutningen är lustbetonad och som "deppad" eller dysforisk om förskjutningen är olustig. Vanligtvis har man ett indifferent stämningsläge. Uppenbart är att när vi är nedstämda har vi benägenhet för att tänka pessimistiska tankar och om vi är uppåt blir tankarna mer optimistiska.

Lektion 11

Empati

Empati är att via en människas kroppsspråk avläsa individens känslor. Även ens egen förmåga att med kroppsspråket uttrycka vad man känner bör räknas till empatisk förmåga. Empati varierar sannolikt efter en normalfördelningskurva eftersom ärftliga faktorer kan antas ha betydelse. Vissa människor är mer empatiska än andra.

Uppenbart har även omgivningsfaktorer betydelse. Detta har visats av psykologiprofessorn Sherry Turkle. I en studie visade hon att mobiltelefonernas ständiga närvaro gör att vi pratar ytligt med varandra. I en annan studie visade hon att studenternas förmåga till empati hade minskat med 40 % under de senaste 20 åren. Sherry Turkles forskning pekar på att vi står inför ett hot mot den empatiska människan. Tidigare stod hemmavarande mödrar och kärnfamiljen för handledning i empati. Kan skolan ersätta den alltmer minskande utbildningen. Hur skall vi få såväl barn som vuxna att umgås som människa till människa och inte via den av intellektet formade tekniken. Datorn kan (ännu) inte älska!

Lektion 12

Sex och samlevnad

Utbildning i sexualkunskap bör följa individens sexuella mognadsnivå. Eftersom det rör sig om intima känslor kan man överväga att ha en extern undervisare för vilken eleverna inte behöver uppleva genansreaktioner i samma grad som inför en ordinarie lärare.

Undervisningen bör omfatta inte bara kärlek och sex mellan man och kvinna utan även information om homosexualitet, bisexualitet och transsexualitet.

Lektion 13

Emotik och religion

Religion bygger på känslomässig övertygelse. Filosofer och samhällsvetare har antagit att människor blir mer sekulära, i betydelsen mindre religiösa, i och med ökad intellektuell utbildning. En filosof uttryckte det på följande sätt "En dag kommer det ögonblick då solen bara lyser över fria människor som inte känns vid någon annan herre än sitt eget förnuft."

Statsvetaren Rodney Stark USA och hedersdoktor vid Lunds Universitet hävdar dock att 81 % av jordens befolkning alltjämt tillhör en religiös organisation. Trots att världen moderniseras snabbt är religionen inte alls på tillbakagång. Femtionio procent av jordens befolkning tror på helvetet. De flesta människor vill att livet skall ha en högre mening.

Krävs emotionell mognad för att acceptera att människan liksom alla andra varelser på jorden, inte besitter någon övernaturlig "andlighet". Det finns inte mer mening med en människas liv än med andra "lägre" stående arters liv.

I Sverige har gruppen ateister under de senaste decennierna inte ökat mer än från 6 % till 15 %.

Om man utgår ifrån att människan inte har någon övernaturlig förmåga måste religionen och dess innehåll vara skapad i vår intellektuella fantasivärld där några fysiologiska lagar inte behöver följas.

Religiös övertygelse kan leda till mycket olyckliga konsekvenser inte minst krig, Man kan säga att religion är en biverkan av att vi utrustats med en hjärna som kan tänka, känna och fantisera. Vi har minnesfunktioner och i vårt medvetande förmågan att simulera skeenden och att antecipera konsekvenser. Människan kan därför förutse sitt eget döende och sin död, vilket väcker ångest. Denna ångest leder till att hon flyr in i en religiös fantasivärld som ligger utanför vår verklighet. Om man vill förhindra religion i dess nuvarande form måste man presentera andra övertygelser som kan hjälpa människan mot hennes dödsångest. Utbildning i emotik kan vara en väg

Lektion 14

Känslor kopplade till tankar

Vid stimulering registreras händelser dels logiskt med vår intellektuella dels känslomässigt med vår emotionella hjärna. Tanke knyts till känsla om de upplevs samtidigt. I de flesta fall är detta rationellt; gynnsamma händelser kopplas till lust och ogynnsamma till olust. Föräldrar vet att korrigering eller belöning måste komma i anslutning till förseelsen. Om påföljden kommer senare blir sambandet oklart och barnet kan känna sig orättvist behandlat.

Känsla knyts tidsmässigt till händelser även om något orsakssamband inte finns. Ett exempel är att när mordet på Olof Palme diskuteras minns de flesta exakt på vilken plats de befann sig då de fick beskedet om mordet trots att platsen inte har någon relevant betydelse. Hjärnan memorerar platsen lika tydligt som den memorerar känslan.

Att känslor och händelser endast tidsmässigt och därför inte alltid rationellt knyts samman utnyttjas inom affärsvärlden. I reklam knyter man ofta en bild av något lustbetonat till den vara man vill sälja trots att något rationellt samband inte finns. Vi översköljs av bilder som väcker lust men som också presenterar den vara man önskar sälja. Utan att vara klart medveten om det upplever den presumtive kunden en viss lust då han vid besök i livsmedelsbutiken ser varan i butikshyllan, vilket leder till att hen köper just den varan.

Lektion 15

Kontroll av känslor

Daniel Goleman framhåller i sin bok om "Emotionell Intelligens" att den del av hjärnan som bearbetar emotioner arbetar snabbare än den del som står för "rationellt tänkande" vilket har till följd att emotioner blockerar det rationella tänkandet. Enligt min mening skiljer inte Goleman mellan beteenden styrda av reptilhjärnan och beteenden som dessutom är bearbetade av hjärnbarken. Vid kraftig stimulering kan en individ handla reflexmässigt, dvs. stimuleringen leder till momentan aggressiv handling, flykt eller total förlamning. Dessa reaktioner som sker på reptilhjärnans nivå, blockerar både rationellt kännande och tänkande.

När det gäller stimuli som bearbetas kortikalt har Goleman enligt vår mening fel när han påstår att den emotionella associationen går snabbt och blockerar den intellektuella. Den emotionella reaktionen kommer snabbt men parallellt med denna och lika snabbt medvetandegörs tanken.

Förmågan att ge ett emotionellt bearbetat svar kräver, utöver en emotionell minnesförmåga, även förmåga till impulskontroll eller självkontroll. Hämning av impulser är en fundamental förmåga för mänskligt beteende. Genom att hämma reptilhjärnans primitiva reaktioner och i stället med hjälp av pannlobernas bark bearbeta det svar vi ger, ökar vi individens förmåga till ett anpassat beteende. Om självdisciplin inte tränas av föräldrar och skola kan barnet inte utvecklas emotionellt på ett optimalt sätt. Obearbetade impulser får styra, vilket leder till emotionell vildvuxenhet som kan vara svår att få bukt med senare i livet.

Walter Mischels marshmallowexperiment räknas som ett mycket viktigt experimenten inom psykologin. Han visade att förmågan att skjuta på belöningar är en mycket viktig funktion. Redan hos fyraåriga barn kunde han mäta förmågan till självkontroll. Barn som visar en hög grad av självkontroll får senare i livet bättre betyg, bättre förmåga att hantera motgångar och stress medan det går sämre för barn med låg självkontroll. Eftersom man kan mäta skillnader redan i mycket ung ålder kan man anta att självkontroll delvis är beroende av individens gener men självklart är den programmering som sker efter födelsen av stor betydelse. En programmering av självkontroll bör ske även i skolan.

Lektion 16

Aspekter på undervisning i emotik

Det som gör oss till människor är att vi har en kvantitativt större förmåga att bearbeta tankar och känslor än lägre stående arter. Någon säker kvalitativ skillnad finns inte.

Att tanken är en intellektuell process vid vilken hjärnceller stimulerar varandra och därigenom framkallar minnesbilder av vad vi upplevt, är inte så svårt att förstå. Att känslan också är en kemisk process i hjärnan är däremot svårare att förstå. Likväl är det så.

Skulle vi människor kunna bli lika duktiga på att förstå och uttrycka våra känslor som vi är på att tänka abstrakt? Från barnsben drillas vi i olika intellektuella övningar, vilka i de flesta fall förfinas under hela livet. Det finns inte några andra delar av hjärnan som matas så systematiskt med en sådan ofantlig mängd av kunskapsmättad mjukvara som just våra hjäss- och tinninglober. Utan den intellektuella mjukvara som matas in d.v.s. språk, matematik, fysik etc. skulle vi flyttas tillbaka till stenåldersnivå med oförmåga att logiskt tolka vad som sker i vår omgivning.

Vad gäller känslomässig förmåga är det dessvärre så att vi alltjämt befinner oss på stenåldersnivå. Detta trots att vår hjärnas frontallober har förmågan att ta emot känslomässig "kunskap" (programvara). En individs känslomässiga förmåga beror dels på individens ärftliga förutsättningar och dels på hur mycket och vilken programvara som laddats ner i våra frontallober. Ett systematiskt emotionellt kunskapsinhämtande skulle kunna utveckla och förstärka vår känslomässiga förmåga. En sådan undervisning finns inte idag men bör vara fullt möjlig och är mycket angelägen.

Det är närmast ofattbart att praktiskt taget all undervisningstid i grundskola och gymnasium ägnas åt att träna intellektuella färdigheter medan inte en enda lektionstimme ägnas åt emotionella färdigheter dvs. systematisk träning av frontalloberna. Dessa lober- som är hjärnans största- kommer i denna jämförelse att framstå som genant odifferentierade. Hårddiskarna laddas inte med någon systematiserad programvara. Våra frontallober besitter utan tvekan en outnyttjad slumrande potential av oanade mått.

Lektion 17

Finns programvara

Finns mjukvara då det gäller programmering av frontalloberna? Javisst, precis som vi lär det lilla barnet siffror och att räkna för att det så småningom skall kunna lära sig matematik måste vi lära barn att det finns känslor. Känslor som är en följd av våra drifter kallas primära känslor och de måste tillfredsställas annars dör vi. Sekundära känslor som inte nödvändigtvis måste tillfredsställas inmatas efter födelsen. De kan hela livet ändras. Impulskontroll är förmågan att behärska känslor. Den är sannolikt lika viktig inom känslornas värld som att kunna läsa inom den intellektuella världen. Vi skall lära barnet att identifiera såväl sina egna som andras känslor (empati). Vi skall lära den mognande individen att det finns ett känslospråk (kroppsspråk) som är minst lika viktigt att förstå och använda som det verbala språket, kanske än viktigare. Man måste kunna tolka känslor som uttrycker aggressivitet likaväl som känslor som uttrycker försoning.

Den kunskap som erbjuds en individ i dagens samhälle är den uppfostran som föräldrar ger. Uppgiften att uppfostra överförs dessutom alltmer till "dagis" eftersom föräldrarna tvingas till dubbelarbete och därför har mindre tid för barnen. Emotionell kunskap förmedlas i den direkta kontakten mellan förälder och barn, dagismamma och barn, lärare och elev samt människa till människa.

Den mognande individen måste mer systematiskt undervisas i emotik för att hon skall kunna förstå och tillämpa den moral och den etik som krävs för att ett samhälle skall kunna fungera. Undervisning i emotik kräver sannolikt sin egen pedagogik men det bör vara en utmaning för lärarhögskolans pedagoger och beteendevetare att utforma en sådan undervisning.

Det är viktigt att framhålla att kunskapsinhämtande i emotik möter samma problem som kunskapsinhämtande i intellektuella färdigheter. Det finns vissa som ganska snabbt tillgodogör sig emotionell kunskap och vissa som har svårt för att ta till sig emotionell kunskap. De som har speciella svårigheter kan kallas "emotionellt förståndshandikappade" vilket är ett bättre namn än att kalla dem psykopater. Kanske skall vi försöka ge dessa individer stödundervisning i emotik så att de får bättre förmåga att anpassa sig till samhällets lagar och därigenom undvika att bli fängelsekunder när de når straffbar ålder.

I vuxen ålder kan det vara svårt att träna upp de emotionella resurserna, lika svårt som det är att ansa en vildvuxen trädgård. Den emotionella kunskapen måste programmeras i tidig ålder och sannolikt fortlöpande under skolåldern. Såväl lustbetonad stimulering som olustbetonad tillrättavisning måste ingå i undervisningen.

Den emotionella kunskapen är nödvändig. Kan vi inte hantera våra känslor har vi stora svårigheter i umgänget med våra medmänniskor och kommer också att ha svårigheter att förverkliga våra behov. Det är nämligen känslorna som styr vårt beteende och ju mer oskolade de är desto mer primitivt och obearbetat blir vårt sätt att leva. Vi blir oförmögna till långsiktig och ändamålsenlig planering. Egentligen är vi alla autodidakter inom känslomässig förmåga dvs. vi har inte utvecklat system för att registrera emotionell erfarenhet, för att föra erfarenheten vidare från individ till individ och från generation till generation. Om vårt samhälle skall kunna förbättras krävs en mer emotionellt differentierad människa.

Lektion 18

Andra förslag till lektioner

Skillnad mellan kvinnligt och manligt

Verbalt språk och känslor:

• tröst, underhållning och ventilering

Sinnesintryck och känslor:

• Färg (rött ger aktivitet/ retlighet och blått ger lugn).

• Bildkonst.

• Ljud (Musik)

• Lukt

• Smak

• Känsel

Tekniker

• Meditation

• Idrott och dans

• Mindfulness

• Mental träning

• Konflikthantering

Teorier

Kognitiv psykologi

Arv, miljö

Självkännedom

Traditionell indelning.

De flesta känslor är primära, universella och medfödda:

- Glädje
- Ledsnad
- Ilska
- Rädsla
- Förvåning
- Avsmak
- Sexuell lust

Kulturspecifika känslor

Känslor som finns enbart om de finns i den kultur man växt upp i.

Sociala känslor

Mindre medfödda än primära men mer medfödda än kulturspecifika:

- Kärlek
- Skuldkänslor
- Skam
- Förlägenhet
- Stolthet
- Avund
- Svartsjuka